Emmanuelle Gruzon

Les politiques communautaires du médicament

Emmanuelle Gruzon

Les politiques communautaires du médicament

Quel impact sur l'industrie pharmaceutique française?

Presses Académiques Francophones

Impressum / Mentions légales

Bibliografische Information der Deutschen Nationalbibliothek: Die Deutsche Nationalbibliothek verzeichnet diese Publikation in der Deutschen Nationalbibliografie; detaillierte bibliografische Daten sind im Internet über http://dnb.d-nb.de abrufbar.

Alle in diesem Buch genannten Marken und Produktnamen unterliegen warenzeichen-, marken- oder patentrechtlichem Schutz bzw. sind Warenzeichen oder eingetragene Warenzeichen der jeweiligen Inhaber. Die Wiedergabe von Marken, Produktnamen, Gebrauchsnamen, Handelsnamen, Warenbezeichnungen u.s.w. in diesem Werk berechtigt auch ohne besondere Kennzeichnung nicht zu der Annahme, dass solche Namen im Sinne der Warenzeichen- und Markenschutzgesetzgebung als frei zu betrachten wären und daher von jedermann benutzt werden dürften.

Information bibliographique publiée par la Deutsche Nationalbibliothek: La Deutsche Nationalbibliothek inscrit cette publication à la Deutsche Nationalbibliografie; des données bibliographiques détaillées sont disponibles sur internet à l'adresse http://dnb.d-nb.de.

Toutes marques et noms de produits mentionnés dans ce livre demeurent sous la protection des marques, des marques déposées et des brevets, et sont des marques ou des marques déposées de leurs détenteurs respectifs. L'utilisation des marques, noms de produits, noms communs, noms commerciaux, descriptions de produits, etc, même sans qu'ils soient mentionnés de façon particulière dans ce livre ne signifie en aucune façon que ces noms peuvent être utilisés sans restriction à l'égard de la législation pour la protection des marques et des marques déposées et pourraient donc être utilisés par quiconque.

Coverbild / Photo de couverture: www.ingimage.com

Verlag / Editeur:
Presses Académiques Francophones
ist ein Imprint der / est une marque déposée de
OmniScriptum GmbH & Co. KG
Heinrich-Böcking-Str. 6-8, 66121 Saarbrücken, Deutschland / Allemagne
Email: info@presses-academiques.com

Herstellung: siehe letzte Seite /
Impression: voir la dernière page
ISBN: 978-3-8381-4163-3

Copyright / Droit d'auteur © 2014 OmniScriptum GmbH & Co. KG
Alle Rechte vorbehalten. / Tous droits réservés. Saarbrücken 2014

MEMOIRE DE FIN D'ETUDES

Quel est l'impact des politiques communautaires du médicament sur l'industrie pharmaceutique européenne, et plus particulièrement sur l'industrie pharmaceutique française, étant donnée la situation de crise que connaît le secteur ?

Reims Management School
CESEM
4ème Année – Année académique 2006-2007

Superviseur :   Présenté par :
Mme Caroline ANDRE   Mlle Emmanuelle GRUZON

Date de Restitution : 10/05/2007

Remerciements

Ce mémoire m'a apporté un enrichissement personnel considérable, tant sur la méthode de travail qu'en ce qui concerne son contenu. Il est l'aboutissement d'un travail, qui n'aurait pas été possible sans la généreuse participation d'un certain nombre d'acteurs. Ces derniers, m'ont guidée et soutenue tout au long de sa réalisation, et m'ont apporté savoir et confiance.

Mes plus grands remerciements s'adressent à ma superviseure de mémoire, Madame Caroline ANDRE, qui a accepté de me suivre, de m'aider sur cette étude et qui m'a donné nombre de conseils méthodologiques, et à mon ancienne responsable de stage, chez Boehringer Ingelheim France, Madame Laila MAIZI, qui a su me conseiller et me remettre sur le droit chemin lorsque j'étais en difficulté.

Je souhaite également remercier mes amis, qui m'ont apporté conseils et support lors de la rédaction de ce mémoire.

Emmanuelle GRUZON
CESEM 4

SOMMAIRE

INTRODUCTION 5
   Le thème 5
   Les tendances 5
   L'objectif 6

A) Etat des lieux d'un secteur particulier : Le secteur pharmaceutique en Europe et en France 7
   I) Le secteur pharmaceutique : comment fonctionne-t-il ? 7
      1.1. Quelques définitions et concepts 7
      1.2. Une réglementation stricte 9
         1.2.1. Une réglementation pour la sécurité sanitaire 10
         1.2.2. Une réglementation pour maîtriser les dépenses de santé 11
   II) Un secteur avec des particularités non négligeables 14
      2.1. Du développement à la commercialisation d'une thérapeutique : un long processus ... 14
      2.2. Le marketing pharmaceutique 16
   III) Le secteur pharmaceutique en Europe 17
      3.1. Quelques chiffres clés 17
      3.2. Les acteurs 18
      3.3. Les tendances et solutions des laboratoires face aux problèmes que connaît le secteur ... 18
      3.4. Les perspectives 21
   IV) Le poids du secteur dans l'économie française 22
      4.1. Quelques chiffres clés 22
      4.2. Les acteurs et les perspectives 23
   V) L'industrie pharmaceutique, partenaire de l'Etat Français 24
      5.1. La maîtrise des dépenses pharmaceutiques en France : quel impact sur l'industrie ? ... 25
         5.1.1. Le plan Veil de 1977 26
         5.1.2. Le plan Bérégovoy de 1982 26
         5.1.3. Le plan Séguin de 1986 26
         5.1.4. Le plan Veil de 1993 27
         5.1.5. Le plan Juppé de 1995 27
         5.1.6. Le plan Aubry de 1998 28
         5.1.7. Les Lois de Financement de la Sécurité Sociale (LFSS) 28
      5.2. La réforme de l'assurance-maladie 2006 en France : quel impact sur l'industrie ? ... 31

B) L' « Europe du médicament » : Des enjeux considérables pour le secteur pharmaceutique 33
   I) Pourquoi et comment est-elle née ? 33
   II) La construction de l'Europe du médicament : des conséquences pour les industriels du secteur 34
      2.1. Les débuts de la législation européenne en matière d'enregistrement 35
      2.2. La législation européenne en terme de brevets 36
      2.3. La législation européenne en matière de prix et de remboursement 38
      2.4. Les institutions existantes 41
         2.4.1. Le Comité des Spécialités Pharmaceutiques (CSP) 41
         2.4.2. L'Agence Européenne d'Evaluation des Médicaments 42
         2.4.3. Le G10 43

III) Les effets des procédures d'évaluation et de décision d'Autorisation de Mise sur le Marché (AMM) européennes sur l'industrie **45**
    3.1. La procédure de reconnaissance mutuelle 46
    3.2. La procédure centralisée 46

IV) « Le développement d'une Europe du médicament est nécessaire pour relancer la compétitivité du secteur pharmaceutique européen » : une hypothèse qui se vérifie ? **47**

C) Pourquoi une politique européenne en matière pharmaceutique est-elle fondamentale pour l'Europe et pour la France ? *49*

I) Un secteur en crise : le secteur a-t-il atteint sa maturité ? **49**

II) La perte de compétitivité de l'Europe : par quoi se traduit-elle ? **51**
    2.1. Des investissements en R&D insuffisants 51
    2.2. Un retard dans les biotechnologies et des politiques nationales divergentes 52

III) Le problème d'attractivité de la France **53**
    3.1. Quelles sont les causes de la perte d'attractivité de la France ? 53
    3.2. Comment se manifeste la perte de compétitivité du secteur pharmaceutique français ? 55

IV) Les recommandations du G10 et la Commission Européenne **57**
    4.1. La promotion des génériques 58
    4.2. Le développement de l'automédication 62
    4.3. La révolution des biotechnologies 64

V) « Le développement d'une Europe du médicament a, et aura, des conséquences positives sur l'industrie pharmaceutique française et, à terme, sur l'économie française » : une hypothèse qui se vérifie ? **68**

CONCLUSION *69*

BIBLIOGRAPHIE *72*

ANNEXES *75*

INTRODUCTION

Le thème

L'industrie pharmaceutique est un secteur majeur pour l'économie européenne. En moyenne, les dépenses de médicaments représentent 1% du PIB des pays européens, avec une croissance d'environ 10% par an. Plus particulièrement, le secteur pharmaceutique français constitue un enjeu considérable pour la France, que ce soit en termes d'innovation, d'emplois, d'exportation ou de production. Ainsi, la France est le quatrième marché pharmaceutique mondial, avec plus de 5% de part de marché[1], et correspond au plus gros consommateur de médicaments en Europe.

Les tendances

Cependant, l'état de l'industrie pharmaceutique européenne devient préoccupant. On constate, depuis quelques années, une perte progressive de sa compétitivité au profit des Etats-Unis, ainsi qu'une baisse du dynamisme européen en matière de recherche et développement[2]. En ce qui concerne la France, le marché pharmaceutique a enregistré, en 2006, une décroissance historique, qui affole les professionnels du secteur. En effet, ces derniers s'inquiètent de plus en plus du devenir de l'industrie.

Selon certains auteurs[3], une des explications à ce phénomène correspond aux politiques de médicaments nationales, qui diffèrent d'un Etat de l'Union à un autre, ainsi qu'au manque de cohérence en termes de législation. En effet, les systèmes de sécurité sociale et de réglementation en termes d'accès au marché, de concurrence et de propriété industrielle sont propres à chaque Etat Membre et relèvent de traditions nationales anciennes. Cependant, compte tenu du ralentissement de la croissance du secteur depuis quelques années[4], l'Union Européenne a pris conscience de l'importance et la nécessité d'une harmonisation du cadre normatif. C'est ainsi qu'à partir des années 1960[5], on a assisté à la création progressive d'une « Europe du médicament ». Celle-ci correspond à l'ensemble des mesures européennes adoptées, concernant la réglementation des médicaments, que nous détaillerons par la suite.

---

[1] « Le médicament, parlons-en ! », Conférence, octobre 2006, pIV-1
[2] « Le médicament, parlons-en ! », Conférence, octobre 2006, pIV-2
[3] « The European Union's policy on medicinal products », José Luis Valverde, Pharmaceuticals Policy and Law 8 (2005, 2006), p111; « Making Europe's pharma industry competitive », Robins, Ann, Managing Intellectual Property, Novembre 2002
[4] « Pharmaceuticals in Europe », Datamonitor, Industry Profile, December 2006, p9
[5] « L'Europe du médicament – Politique – Expertise – Intérêts privés », Boris Hauray, 2006, p13

Ayant effectué deux stages dans l'industrie pharmaceutique, j'ai pu me rendre compte de l'importance de cette dernière dans la conjoncture économique de la France et de l'Europe. J'ai également pu voir de mes propres yeux les difficultés auxquelles elle est actuellement confrontée et constater les inquiétudes des laboratoires quant à l'avenir. Il m'a alors semblé capital d'étudier en profondeur la situation de ce secteur. J'ai effectué plusieurs recherches et lu divers articles sur ce thème, pour essayer de déceler les préoccupations majeures de cette industrie, dans son contexte actuel de crise. J'ai ainsi observé la récurrence de la question de l'harmonisation réglementaire dans le domaine de la santé en Europe, et des impacts passés et potentiels sur ce dit secteur.

C'est ainsi que j'ai été amenée à me poser la question suivante, comme problématique de ce mémoire : « **Quel est l'impact des politiques communautaires du médicament sur l'industrie pharmaceutique européenne, et plus particulièrement sur l'industrie pharmaceutique française, étant donnée la situation de crise que connaît le secteur ?** ».

L'objectif

L'objectif sera donc de répondre à cette interrogation, au travers de deux hypothèses : d'une part, **le développement d'une Europe du médicament est nécessaire pour relancer la compétitivité du secteur pharmaceutique européen** et d'autre part, **le développement d'une Europe du médicament a, et aura, des conséquences positives sur l'industrie pharmaceutique française.**

La première partie de ce mémoire sera essentiellement descriptive mais constitue une étape nécessaire à ce mémoire. J'y effectuerai une présentation du secteur pharmaceutique européen et français, essentielle pour en comprendre les particularités et les enjeux. Nous verrons alors comment fonctionne ce secteur, avec ses réglementations et ses spécificités, son importance pour l'Union Européenne et son poids dans l'économie française. Je présenterai ensuite dans une deuxième partie, ce que constitue l' « Europe du médicament », et les enjeux qu'elle représente pour le secteur pharmaceutique européen. C'est par le biais de cette seconde partie que j'affirmerai ou infirmerai ma première hypothèse. Ma troisième partie sera dédiée à la vérification de ma deuxième hypothèse. Pour y parvenir, j'expliquerai pourquoi une politique européenne en matière pharmaceutique est fondamentale pour l'industrie du médicament française. Ainsi, nous aborderons le problème la perte de compétitivité de l'Europe, le problème actuel de l'attractivité de la France dans ce domaine et des solutions européennes pour l'avenir du secteur tant français qu'européen. Enfin, à partir de la vérification ou non de mes hypothèses, je répondrai à la problématique formulée ci-dessus dans la conclusion de ce mémoire, tout en considérant les limites de ce dernier.

A) Etat des lieux d'un secteur particulier : Le secteur pharmaceutique en Europe et en France

Dans cette première partie, nous décrirons la situation actuelle du secteur pharmaceutique en Europe et plus spécialement en France. Nous verrons ainsi qu'il s'agit d'une industrie particulière, dont le devenir est capital pour l'économie européenne et française. Afin de bien comprendre l'enjeu d'un tel secteur, il est important d'apporter quelques définitions préalables et d'en expliquer le fonctionnement et les réglementations auxquelles il est soumis.

I) Le secteur pharmaceutique : comment fonctionne-t-il ?

1.1. Quelques définitions et concepts

L'industrie pharmaceutique a pour mission la découverte, le développement et la mise au point de médicaments toujours plus efficaces, leur production dans des conditions assurant leur sécurité et leur qualité, leur diffusion partout où ils peuvent contribuer à la santé des populations et leur surveillance après commercialisation (pharmacovigilance)[6]. Selon la nomenclature d'activité française (NAF), l'industrie pharmaceutique correspond à trois ensembles d'activités : la fabrication de produits pharmaceutiques de base (poste C31), la fabrication de spécialités pharmaceutiques à usage de la médecine humaine et vétérinaire, et la fabrication d'autres produits pharmaceutiques[7].

Il est ensuite important de préciser ce que nous entendons par « médicament ». Selon l'article L 511-1 du Code de la Santé Publique, ce terme désigne « *Toute substance ou composition présentée comme possédant des propriétés curatives ou préventives à l'égard des maladies humaines ou animales, ainsi que tous produits pouvant être administrés en vue d'établir un diagnostic médical ou de restaurer, corriger ou modifier leurs fonctions organiques* ». L'Organisation Mondiale de la Santé (OMS), distingue ainsi 34 catégories de médicaments qui se divisent finalement en deux grandes sous catégories ; les médicaments étiologiques (qui agissent sur les causes de la maladie) et les médicaments symptomatiques (qui empêchent ou atténuent certaines manifestations de la maladie). Il est également possible de les classifier en trois groupes : les « princeps », qui sont des médicaments brevetés (définis ci-dessus), de prescriptions et remboursés, les « génériques »,

---

[6] Rapport de Stage 2006 Emmanuelle GRUZON, p2
[7] « L'industrie pharmaceutique en mutation », Arielle Moreau, Sophie Rémont, Nelly Weimmann, La documentation française, 2002.

médicaments identiques par leur composition et dosage aux princeps dont le brevet[8] est tombé dans le domaine public, et les « OTC » (Over The Counter), qui correspondent aux produits non remboursables d'automédication. Il existe une définition précise du médicament générique dans l'article L601-6 du Code de la Santé Publique : « *on entend par spécialité générique d'une autre spécialité qui a la même composition qualitative et quantitative en principe actif, la même forme pharmaceutique, et dont la bio-équivalence avec l'autre spécialité a été démontrée par des études appropriées de bio-disponibilité. La notion de mêmes formes pharmaceutiques orales s'applique aux différentes formes pharmaceutiques orales à libération immédiate* »[9].

Il faut de plus savoir que certains médicaments sont appelés « BlockBuster », notion relativement commerciale. C'est un terme qui s'applique aux médicaments dont le chiffre d'affaires annuel franchit le cap du milliard de dollars. Actuellement, il existe une cinquantaine de BlockBusters sur le marché pharmaceutique, avec un « Top Ten » composé d'environ 6 médicaments américains[10]. La combinaison de trois facteurs est essentielle à la production d'un BlockBuster : des années de recherche, mobilisant les technologies les plus avancées, d'indéniables effets thérapeutiques et des techniques de marketing très sophistiquées. Ceci nécessite des investissements financiers conséquents, que seuls peuvent apporter les grands laboratoires pharmaceutiques mondiaux.

Les médicaments sont regroupés en classes thérapeutiques : celles-ci peuvent se définir comme étant un groupe de produits, traitant des pathologies similaires. Chacune d'entre elles correspond à une (ou plusieurs) grande(s) spécialité(s) pharmaceutique(s). Elles sont aussi désignées par le terme « classification Ephmra », chaque classe comprenant quatre niveaux et seize grandes classes déterminées.

Il est également nécessaire d'effectuer une précision quant à la distribution du médicament. Il existe deux principaux réseaux de distribution dans le domaine pharmaceutique : les ventes en ville, aussi appelées les ventes « officines », et les ventes « hospitalières ». Nous reviendrons plus en détail sur la particularité de la distribution en p11 de cette partie.

Enfin, une spécificité de l'industrie pharmaceutique est sa dépendance élevée vis-à-vis d'un ensemble de réglementations publiques sévères. Les principales correspondent au droit des brevets, aux procédures publiques d'enregistrement et d'accès au marché, et aux mesures de contrôle de la publicité. Il faut savoir que cette réglementation a un fort impact sur l'activité du secteur. La

---

[8] Un brevet est un titre de propriété industrielle qui confère à son titulaire un droit exclusif d'exploitation sur l'invention brevetée, durant une durée limitée (généralement 20 ans) et sur un territoire déterminé.
[9] « L'industrie pharmaceutique en mutation », Arielle Moreau, Sophie Rémont, Nelly Weimmann, La documentation française, 2002, p48-49
[10] « L'industrie pharmaceutique », Jean-Paul Juès, Que sais-je ?

connaissance de ces diverses réglementations, ainsi que leur rôle au sein du secteur, fera donc l'objet de la sous partie suivante.

1.2. Une réglementation stricte

« Le médicament est le produit qui subit, avant, pendant et après sa fabrication, le plus grand nombre de contrôles techniques »[11]. L'enjeu qu'il représente pour la santé humaine, la place stratégique qu'occupe l'industrie pharmaceutique dans l'économie des Etats, la part croissante des dépenses de santé dans les budgets nationaux ont engendré la mise en place d'une réglementation sévère du marché pharmaceutique par les Etats. Cependant, les réglementations ne sont pas uniformes d'un pays à l'autre. Si l'on considère l'industrie du médicament à l'échelle mondiale, on peut remarquer qu'il n'existe aucune réglementation commune à tous les pays.

En effet, par exemple, pour ce qui est de la concurrence, chaque Etat dispose de ses propres règles. L'Organisation Mondiale du Commerce (l'OMC) n'a pas encore statué dans le domaine du médicament. Son unique mission est de veiller au respect de l'accord ADPIC (Aspects des droits de propriété intellectuelle liés au commerce) ou TRIPS (Trade Related Aspects of Intellectuel Property Rights) sur la durée de protection du brevet, qui est de vingt ans[12]. Cet accord, en vigueur depuis le 1er janvier 1995, impose certaines normes minimales de protection des produits sous brevet aux Etats Membres de l'OMC, mais leur laissent la possibilité de prévoir une protection de la propriété intellectuelle plus étendue, s'ils le souhaitent. Ils sont de plus libres de décider de la méthode appropriée pour la mise en place des dispositions de l'Accord dans le cadre de leurs propres systèmes et pratiques juridiques[13]. De même, en terme de tarification, le secteur pharmaceutique possède une variété de réglementations, propres aux systèmes nationaux, et qui provoque, à l'échelle Européenne, l'existence d'un marché parallèle des médicaments. Nous reparlerons d'ailleurs de ce phénomène dans la deuxième partie de ce mémoire, en p38.

En ce qui concerne la France, la réglementation en vigueur est fixée par le Code de la Santé publique. Il est possible de distinguer des mesures réglementaires, liées à la sécurité sanitaire, d'une part, et d'autres, liées à la maîtrise des dépenses de santé, d'autre part. Nous allons les découvrir séparément.

---

[11] « L'industrie pharmaceutique », Jean-Paul Juès, Que sais-je ? p65-73
[12] « L'industrie pharmaceutique en mutation », Arielle Moreau, Sophie Rémont, Nelly Weimmann, La documentation française, 2002, p21
[13] http://www.wto.org/french/tratop_f/trips_f/intel2_f.htm

1.2.1. Une réglementation pour la sécurité sanitaire

Elle correspond aux procédures d'enregistrement des médicaments et de leur mise sur le marché. Il faut savoir que dans l'industrie pharmaceutique, l'obtention de l'Autorisation de Mise sur le Marché (AMM) est la condition à la commercialisation des produits. Ainsi, les laboratoires pharmaceutiques doivent constituer un dossier scientifique et économique (qui résume les essais cliniques établis, les tests d'efficacité, de tolérance et de toxicité, les contre-indications, effets indésirables, ainsi que les données d'ordre économiques, les échelles de prix...), et doivent ensuite le déposer auprès des instances réglementaires, qui l'évalueront. Ces institutions sont au nombre de trois : l'AFSSAPS[14], la Commission de la Transparence, et le CEPS[15]. Le graphique suivant résume le processus de mise sur le marché d'un médicament :

Mise sur le marché d'un produit soumis au remboursement[16] :

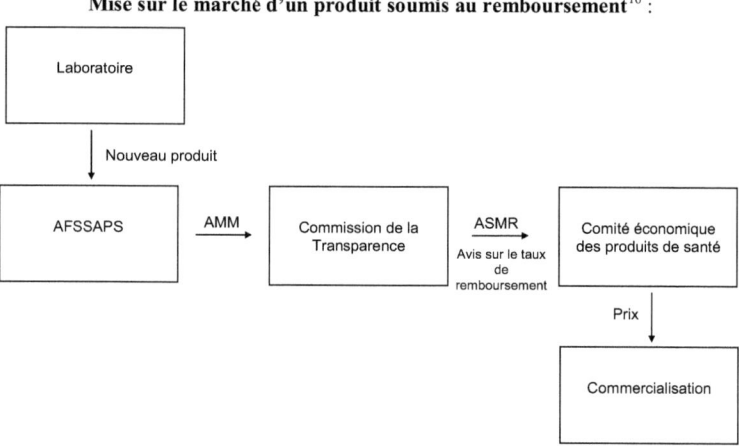

Expliquons maintenant ce qu'il signifie. L'AFSSAPS est l'organisme qui effectuera la première lecture du dossier. Plus particulièrement, c'est la « Commission d'Autorisation de Mise sur le Marché » de l'AFSSAPS, principalement composée de cliniciens et de pharmacologues, qui évaluera l'intérêt du produit en se basant sur trois critères : la qualité, l'efficacité et la tolérance. Elle décidera ensuite de délivrer ou non l'AMM. Puis, cette agence transmettra le dossier complet à la Commission de Transparence. Cette entité, créée en 1980, délibérera du niveau de SMR (Service Médical Rendu) et de l'ASMR (Amélioration du Service Médical Rendu), à accorder au principe actif du produit présenté. Le niveau de SMR accordé reflétera l'efficacité du produit perçu

---

[14] L'AFSSAPS (Agence Française de Sécurité Sanitaire des Produits de Santé) a été créée par loi du 1er juillet 1998. Elle remplace l'Agence du Médicament depuis mars 1999. Il s'agit d'un établissement public de l'Etat qui exerce des pouvoirs de police sanitaire importants sur tous les produits de santé et les cosmétiques.
[15] CEPS : Comité Economique des Produits de Santé.
[16] Source : « L'industrie pharmaceutique en mutation », Arielle Moreau, Sophie Rémont, Nelly Weimmann, La documentation française, 2002, p39

par les instances réglementaires. Nous approfondirons ce critère dans la sous-partie « Réglementation liée à la maîtrise des dépenses de santé », qui va suivre. L'ASMR quant à elle, est une échelle allant de I à V (I étant attribué à un médicament réellement innovant et V étant attribué à un médicament efficace mais qui n'apporte rien de plus que les autres médicaments présents sur le marché) et cette cotation permettra de donner un avis sur la prise en charge du médicament par l'assurance maladie. Une fois ces cotations choisies, la fixation des prix sera jugée par le CEPS, troisième et dernier organisme. Ce comité, composé d'agents de l'administration et de la sécurité sociale, discutera de cette fixation de prix en se basant sur le niveau de SMR, et plus particulièrement sur les prix déjà accordés aux produits concurrents, le but de cette analyse comparative étant la limitation des abus tarifaires. L'ensemble de cette procédure se justifie, bien entendu, par l'exigence de protection de la santé publique. Toutefois, elle représente une charge financière importante pour les laboratoires pharmaceutiques, en raison des délais qu'elle implique avant commercialisation : en effet, elle implique pour les industriels une attente moyenne d'une année à une année et demie avant de pouvoir exploiter leur nouveau médicament sur le marché, ce qui contribue à diminuer leur temps de retour sur investissement (ROI).

1.2.2. Une réglementation pour maîtriser les dépenses de santé
Celle-ci se décompose en quatre points clés : la définition du caractère remboursable du médicament, la fixation de son prix, le contrôle des volumes de ventes, et la réglementation en matière de distribution du médicament.

En ce qui concerne le premier point clé, ce sont les ministres de la Santé et de la Sécurité sociale, sur avis de la Commission de la Transparence (citée plus haut), qui définissent le caractère remboursable (ou non) d'un médicament. Cette commission devra, notamment, se prononcer sur le bien-fondé de l'inscription d'un médicament sur la liste des spécialités remboursables. Pour ceci, elle évaluera le Service Médical Rendu (SMR) par le médicament : ce critère, que nous avons abordé plus haut, juge de l'efficacité du produit et de son intérêt pour la santé publique. Il prend également en compte la gravité de la maladie que traite le médicament, des alternatives thérapeutiques existantes (ou non), et du caractère curatif, préventif ou symptomatique de son action. Il existe trois niveaux de SMR, qui définissent le taux de remboursement du médicament[17] : le SMR majeur ou important, le SMR modéré ou faible, et le SMR insuffisant. L'appartenance à l'un des deux premiers niveaux permettra d'inscrire le médicament sur la liste des remboursables. En 1999-2000, une large opération de réévaluation des SMR a été effectuée : ainsi, il a été trouvé que 60% des médicaments avaient un SMR majeur ou important, 15% avaient un SMR modéré ou faible et 25% avaient un SMR jugé insuffisant. Ces derniers ont peu à peu été retirés de la liste entre

---
[17] Depuis le décret du 27 octobre 1999 (avant celui-ci, il dépendait de la gravité de la maladie).

2000 et 2002, avec un taux de remboursement qui est passé de 65% à 35%, puis au final, au déremboursement total. De la même façon, il a été décidé en 2006, le déremboursement de 156 médicaments à SMR jugé insuffisant, ce qui a largement affecté l'industrie pharmaceutique[18].

En termes de fixation des prix, ces derniers sont contrôlés et administrés. Les prix des médicaments remboursables sont fixés par conventions, après négociation, entre le laboratoire et le Comité Economique des Produits de Santé (CEPS). Ils sont en fonction du SMR et l'ASMR, et ils sont révisés tous les cinq ans, à l'occasion de leur réinscription obligatoire auprès du CEPS. Les prix des médicaments non remboursés par la Sécurité Sociale sont, eux, fixés par le laboratoire, mais il existe un prix conseillé par l'AFSSAPS précisé dans les Résumés des Caractéristiques du Produit (RCP)[19]. Si l'on observe le niveau des prix des médicaments remboursables ces dernières années, on remarquera qu'il a peu évolué : sur la décennie 1990-2000, les prix de l'ensemble des spécialités pharmaceutiques enregistrent une croissance de moins de 3%, et ceux des spécialités remboursables (qui représentent 85% des médicaments) ont reculé de 1%. A l'inverse, les prix des médicaments non remboursables ont fortement augmenté sur la même période, enregistrant une croissance de 50%, en sachant que cette tendance s'est ralentie ces dernières années du fait de l'augmentation de la concurrence[20].

Le volume des ventes est également contrôlé dans le secteur pharmaceutique : en effet, jusqu'en 1994, la croissance du chiffre d'affaires des laboratoires étaient basée sur les volumes, du fait de l'impossibilité de concurrence sur les prix (étant administrés). Des investissements colossaux dans le domaine de la promotion étaient alors réalisés, les médecins étant sensibles aux opérations de promotion et aux discours des visiteurs médicaux. Toutefois, depuis 1994, ces derniers « *sont tenus de diffuser aux prescripteurs des fiches de transparence destinées à informer les médecins sur l'efficacité des produits, afin de promouvoir ceux-ci dans le sens du bon usage du médicament* »[21]. La restriction du volume des ventes s'exerce également par des mesures fiscales, qui touchent directement les laboratoires. La première mesure est la taxe sur la promotion en vigueur depuis 1994, qui stipule que les laboratoires ne puissent pas consacrer plus de 15% de leur CA à la promotion, et que leurs dépenses en promotion soient taxées. Il existe aussi des clauses spécifiques produits qui prévoient l'application de ristournes ou de baisse de prix « *au-delà du volume de ventes prévisionnel défini dans la convention passée avec le CEPS, ou lorsque le coût de traitement*

---

[18] Voir p 24 de ce mémoire.
[19] Rapport de Stage 2006 Emmanuelle GRUZON, p 7
[20] « L'industrie pharmaceutique en mutation », Arielle Moreau, Sophie Rémont, Nelly Weimmann, La documentation française, 2002, p43
[21] « L'industrie pharmaceutique en mutation », Arielle Moreau, Sophie Rémont, Nelly Weimmann, La documentation française, 2002, p45

journalier est révisé ou encore lorsque la posologie est modifiée »[22]. La régulation des dépenses de médicaments par classe thérapeutique est une autre mesure pour contrôler le volume des ventes : ainsi, il existe des taux d'évolution au-delà desquels les ventes des entreprises sont soumises au rabais. Néanmoins, il faut préciser que, pour inciter les entreprises à innover, les remises quantitatives versées par les laboratoires, en cas de dépassement de volumes de vente, tiennent compte du surplus de dépenses, justifiées par une innovation ayant obtenu une ASMR I ou II : les laboratoires sont alors exonérés de remise quantitative par classe sur le produit innovant. De plus, les génériques sont exclus de cette régulation.

Enfin, concernant la distribution, comme nous l'avons expliqué précédemment, les deux réseaux sont les ventes « en ville » (par le biais des pharmacies et des grossistes) et les ventes « hospitalières », en sachant que la majorité du CA du secteur est détenu par les ventes en ville, la part des ventes hospitalières n'en représentant que 19%[23] :

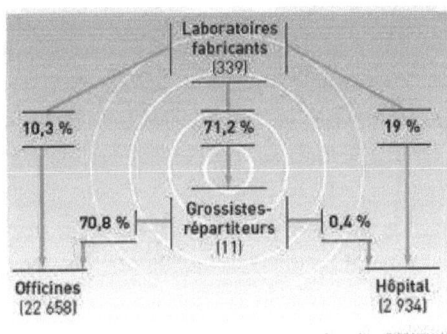

Pour ce qui est de la réglementation de la distribution, les marges réalisées par les grossistes et les officines lors de la vente de médicaments remboursables sont fixées par les pouvoirs publics. La marge des grossistes est de 10,74% sur le prix fabricant hors taxe, pour ce qui concerne les médicaments dont le prix est inférieur à 28,8 euros, et de 6% au-delà de ce seuil. La marge des pharmaciens est calculée selon le principe de la « marge dégressive lissée »[24] : il existe deux tranches dans la marge des pharmaciens : 26,1% pour les médicaments dont le prix est inférieur à

---

[22] « L'industrie pharmaceutique en mutation », Arielle Moreau, Sophie Rémont, Nelly Weimmann, La documentation française, 2002, p45
[23] http://www.leem.org/htm/themes/article.asp?id_sous_rubrique=102&id_article=400
[24] « *La marge dégressive lissée permet de freiner la croissance de la marge en déconnectant partiellement son niveau du prix produit prescrit, ce qui apparaît plus adapté qu'une marche fixe sur un marché où la prescription est structurellement orientée vers des produits plus coûteux* » (Source : « L'industrie pharmaceutique en mutation », Arielle Moreau, Sophie Rémont, Nelly Weimmann, La documentation française, 2002, p46).

28,8 euros et 10% au-delà, avec un forfait de 0,53 euro prix public HT[25]. En ce qui concerne les marges des grossistes et des pharmaciens, pour les médicaments non remboursables, elles sont libres.

En plus de l'ensemble des réglementations liées à la sécurité sanitaire et à la maîtrise des dépenses de santé que nous venons de voir, l'industrie pharmaceutique possède des spécificités qu'il convient d'expliquer pour comprendre la problématique du secteur.

II) Un secteur avec des particularités non négligeables

<u>2.1. Du développement à la commercialisation d'une thérapeutique : un long processus</u>[26]

Le secteur pharmaceutique est un milieu très conformiste, éthique et hautement réglementé. Les innovations doivent ainsi présenter des caractéristiques incrémentales et un rapport « avancée thérapeutique / retour sur investissement » suffisant. Une obligation de résultat quant à la qualité des études pharmacologiques, cliniques et toxicologique sur de gros échantillons reste un facteur clef de succès quant à l'acceptation du potentiel efficacité et du profil de tolérance d'un produit par la cible marketing primordiale : les prescripteurs. La recherche d'optimisation des traitements thérapeutiques devient alors la seule alternative d'évolution pour les laboratoires pharmaceutiques. Les prescripteurs n'attendent pas spécialement de BlockBuster mais plutôt un arsenal thérapeutique performant, en sachant que la confiance qu'ils accordent aux produits est la conséquence directe des effets que leur rapportent leurs patients[27].

De nos jours, en réponse aux demandes ou plutôt aux besoins des patients, les entreprises pharmaceutiques disposent de trois leviers de développement afin de renouveler leur portfolio. Elles ont le choix de :
- Sortir un nouveau médicament qui modifie la stratégie thérapeutique.
- Etendre les indications d'un médicament déjà existant. Cette stratégie thérapeutique est quasi-systématique dans la réalité ; les coûts de R&D (Recherche et Déveleoppement) étant particulièrement importants, une optique de rentabilité est bien évidemment calculée sur le long terme. Une molécule cible sera en effet choisie en fonction de son potentiel

---

[25] « L'industrie pharmaceutique en mutation », Arielle Moreau, Sophie Rémont, Nelly Weimmann, La documentation française, 2002, p46
[26] « L'industrie pharmaceutique », Jean-Paul Juès, Que sais-je ? p31-64
[27] Rapport de Stage 2006 Emmanuelle GRUZON, p 5

d'évolution sur divers champs thérapeutiques, de nombreuses études cliniques et pharmacologiques appuyant en l'occurrence les hypothèses des chercheurs.
- Mettre sur le marché une nouvelle présentation d'un traitement ; changement de galénique, nouveaux packaging...[28]

Le cycle de développement d'une molécule est un des éléments déterminants pour comprendre la problématique du secteur : ce cycle, depuis la sélection des candidats thérapeutiques jusqu'à l'optimisation et le développement thérapeutique, varie généralement de 7 à 14 ans. Cette phase de développement englobera les phases de R&D ; études pharmacologiques, études de toxicité. Viendra se greffer sur cette démarche l'optimisation des processus de fabrication ; une molécule ne sera en effet exploitable que si les coûts de production de masse restent abordables. Cette phase de développement est très longue, si bien que la période de commercialisation ne dure en général qu'une dizaine d'années avant l'échéance brevetaire, le brevet étant de 20 ans pour un médicament[29].

De plus, la principale difficulté réside dans le fait que les efforts de R&D se retrouvent confrontés à des risques inhérents : ceux de ne pas arriver à une molécule active en fin de développement, car sur une base de 100 000 molécules criblées, seulement 10 seront candidates à la création d'un médicament, pour arriver finalement à la sortie d'un unique médicament[30] :

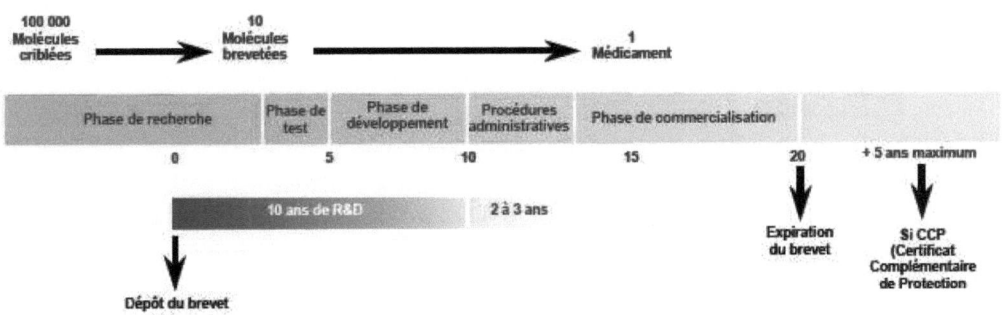

Source : LEEM, 2003

Comme nous pouvons le voir sur le graphique ci-dessus, il faut environ douze ans à treize ans avant la mise sur le marché du médicament. La mise au point d'une nouvelle molécule représente donc un

---

[28] Rapport de Stage 2006 Emmanuelle GRUZON, p 6
[29] Rapport de Stage 2006 Emmanuelle GRUZON, p 6
[30] http://www.leem.org/htm/themes/article.asp?id_sous_rubrique=95&id_article=490

investissement financier très élevé et qui ne cesse d'augmenter. A titre d'exemple, entre 1976 et 2000, le coût d'une molécule innovante a été multiplié par 15[31] :

Evolution du coût d'une molécule innovante de 1976 à 2000

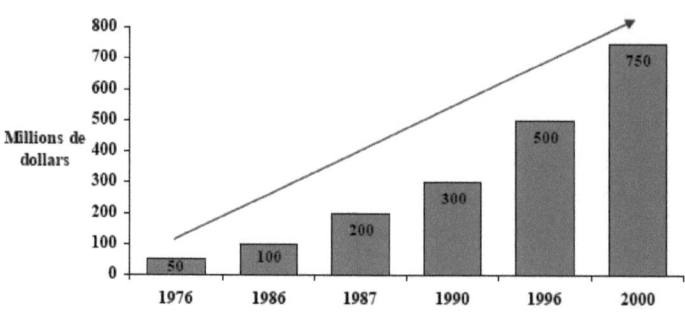

Source : LEEM, 2003

Il faut également souligner que les délais de sortie d'un médicament ont tendance à s'allonger. Bien que les temps de criblages moléculaires soient diminués ou au moins maîtrisés grâce aux progrès techniques indéniables qui ont fait leur apparition depuis les années 1950 (robotisations et avancées technologiques comme les puces à ADN...), les durées des phases cliniques I à III, quant à elles, deviennent de plus en plus longues, en raison de l'exigence croissante des autorités nationales. En effet, ces phases cliniques, nécessaires à la démonstration de non-toxicité de l'efficacité, de la tolérance et de la non-toxicité du produit, sont les éléments déterminants pour les instances, quant à leur jugement des possibilités de mise sur le marché de la molécule.

2.2. Le marketing pharmaceutique

En ce qui concerne la publicité, elle est contrôlée par l'Agence Française de Sécurité Sanitaire et Sociale (l'AFSSAPS) et ne doit présenter aucun danger pour la Santé publique. La promotion des produits éthiques ne se fait qu'auprès du corps médical grâce à des visiteurs médicaux qui sont des intermédiaires entre la firme pharmaceutique et les professionnels de santé. Il ne peut y avoir de publicité auprès du grand public pour les médicaments de prescriptions. La clientèle des laboratoires pharmaceutiques pour ce type de médicament ne correspond donc pas au consommateur final mais au médecin, puisque c'est lui qui prescrit le médicament[32]. De plus, comme nous l'avons vu précédemment, les laboratoires ne peuvent consacrer plus de 15% de leur CA à la promotion et possèdent donc des moyens sont limités dans ce domaine.

---

[31] « Enjeux et impacts d'une mesure ministérielle dans l'industrie pharmaceutique : le tarif forfétaire de responsabilité », Thèse présentée et soutenue par Lucie LEOTOING le 8 décembre 2003, p17, http://ispb.univ-lyon1.fr/theses/these_integ/de%20leotoing/Th%E8se%20TFR%20Lucie%20de%20L%E9otoing.pdf

[32] Rapport de Stage 2006 Emmanuelle GRUZON, p 6-7

L'ensemble des différentes réglementations et des spécificités du secteur, que nous venons de voir, rendent compte de la difficulté pour les laboratoires pharmaceutiques, de s'y développer et de rester compétitifs. Nous allons à présent en étudier la situation, en Europe, d'une part, puis nous nous focaliserons sur son importance pour la France, d'autre part.

III) Le secteur pharmaceutique en Europe[33]

3.1. Quelques chiffres clés

Si l'on analyse le secteur dans sa globalité, en 2006, le marché pharmaceutique européen a généré un chiffre d'affaires de 155,5 milliards de dollars (+3% versus 2005), enregistrant un taux de croissance moyenne annuelle de 5% sur la période 2002-2006. Cependant on observe en 2006 le début d'un ralentissement de la croissance par rapport aux années antérieures, comme l'illustre le graphique suivant[34] :

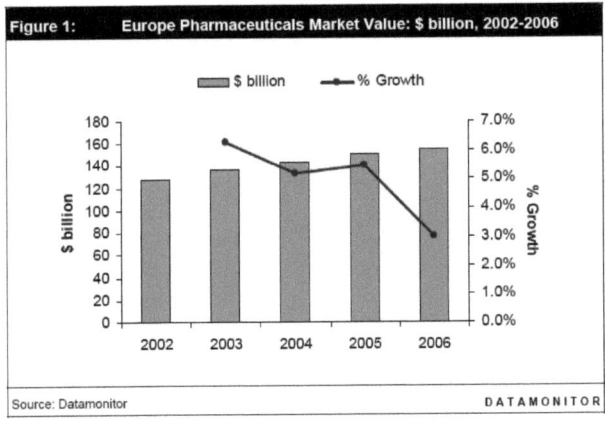

En comparaison, le CA 2006 des Etats-Unis et de l'Asie-Pacifique sur ce marché sont respectivement de 332,8 milliards et de 102,7 milliards de dollars, avec un taux de croissance moyenne annuelle de 7,4% et 4,7% pour la même période[35]. De ce fait, le marché pharmaceutique Nord-Américain (Etats-Unis et Canada) est le plus important, représentant 49% du marché mondial, suivi de l'Europe (28%) et du Japon (11%)[36]. En Europe, ce sont la France et l'Allemagne qui

---
[33] Remarque : certaines données sont de 2005, les données 2006 n'étant pas toutes encore parues.
[34] « Pharmaceuticals in Europe », Datamonitor, Industry Profile, December 2006, p9
[35] « Pharmaceuticals in Europe », Datamonitor, Industry Profile, December 2006.
[36] « Le médicament, parlons-en ! », Conférence, octobre 2006

constituent les deux premiers marchés. La France représente, en 2006, 32% des ventes de la zone euro[37], ce qui reflète ici l'importance du marché français, le développement élevé de son secteur de la santé ainsi que la forte capacité concurrentielle de son industrie. En matière de ventes, elle est suivie de l'Allemagne, qui compte pour environ 20% des ventes européennes, puis de l'Italie (18%) et de l'Espagne (8%). Le reste des autres pays membres de l'UE, ensemble, représente un peu plus de 22% des ventes.

3.2. Les acteurs

Le leader du marché européen (ainsi que du marché mondial) est le laboratoire américain Pfizer, avec 9,9% de part de marché (PDM), en valeur. Il est suivi de Sanofi-Aventis qui obtient une PDM en 2005 de 8,8% (en valeur) et de GlaxoSmithKline (PDM en valeur égale 6,3%). A eux trois, ils ont généré, en 2005, un CA de près de 125 milliards de dollars[38]. Le classement des principaux groupes en Europe nous est donné par le graphique suivant (CA 2005 ; en millions d'euros) :

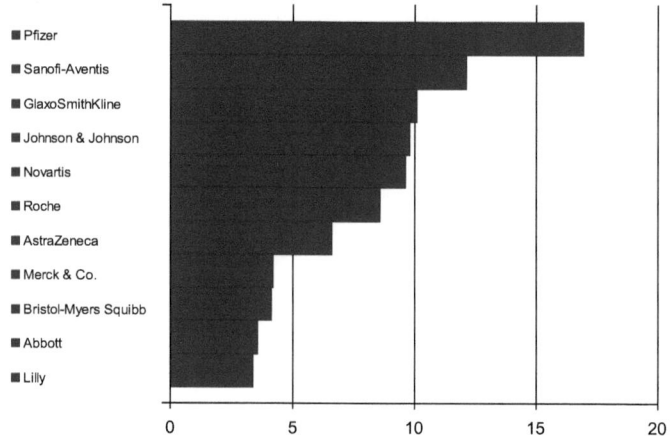

Source : FXI International Market Analysis, Juin 2006, p20

3.3. Les tendances et solutions des laboratoires face aux problèmes que connaît le secteur

---

[37] FXI International Market Analysis , « Industrie pharmaceutique, Synthèse Paneuropéenne », Juin 2006 p18
[38] « Pharmaceuticals in Europe », Datamonitor, Industry Profile, December 2006, p14-15

Des transformations importantes dans l'organisation industrielle ont caractérisé le secteur ces dernières années, et ce pour des motifs divers. L'industrie pharmaceutique a dû, et doit toujours, faire face à de nombreux problèmes, tels que :

- la volonté de limiter la croissance des dépenses de santé dans les pays industrialisés,
- la pression des systèmes privés d'assurance de santé sur les modalités de traitement thérapeutique et leur volonté de réduire les coûts,
- l'arrivée à terme des brevets sur certaines molécules fortement génératrices de CA, provoquant de ce fait un accroissement de la concurrence (arrivée des génériques sur le marché),
- l'augmentation constante des coûts de R&D versus la diminution des découvertes scientifiques à caractère radical[39]...

En réponse à ces défis, on a pu, observer un processus de désintégration et de recentrage à partir des années 1990. Dans les années 1970, les activités pharmaceutiques s'effectuaient au sein des industries chimiques, ce qui conférait aux firmes une taille importante et faisaient d'elles des groupes intégrés verticalement, avec des activités de chimie, de pharmacie et d'agrochimie. A partir des années 1990, ces grands groupes ont entamé une phase de désintégration, se manifestant par la cession ou la fusion de certaines activités, pour aboutir à un recentrage de leurs activités et à une spécialisation accrue.

Le deuxième phénomène frappant des récentes années est celui de l'accroissement du niveau de concentration du secteur. Bien que l'on puisse considérer l'industrie du médicament comme relativement peu concentrée, comparée à d'autres secteurs économiques, la décennie 1990-2000 a marqué le début d'une grande vague de fusions et acquisitions. Avant 1990, le secteur connaissait un niveau moyen de concentration plus faible que les industries lui étant similaires en termes de CA (exemple du secteur automobile). Cependant, à partir des années 1990, ce degré de concentration s'est fortement accentué : à titre d'exemple, on dénombrait en 2005, 339 entreprises versus 1 000 entreprises dans les années 50 et 5000 dans les années 70. Ceci est dû à la grande variété et aux caractères spécifiques des produits, des techniques et des marchés. Des raisons particulières peuvent ainsi expliquer ce phénomène :

- la volonté des entreprises d'augmenter leurs PDM et être présentes surtout aux USA,
- la possibilité d'élargir leur portefeuille de produits afin de diversifier les risques et régulariser leurs sources de revenus,

---

[39] « L'industrie pharmaceutique en mutation », Arielle Moreau, Sophie Rémont, Nelly Weimmann, La documentation française, 2002, p75

- la nécessité de rassembler des moyens pour la R&D dont les coûts fixes ne cessent de croître et qui représentent des barrières à l'entrée quasiment infranchissables pour les nouveaux concurrents,
- le fait de pouvoir élargir ou compléter leur réseau de distribution pour vendre de manière plus rapide leurs molécules[40].

Les seules stratégies possibles, dans une optique d'accroissement de marché, deviennent donc les phénomènes de regroupement d'entreprises. Les derniers en date correspondent principalement à ceux des leaders du marché, comme Astra/Zeneca (1999), SmithKline Beecham/Glaxo Wellcome (2000), Pfizer/Pharmacia (2002), Sanofi/Aventis (2004)… Ainsi, le tableau qui suit fait état des principaux regroupements du secteur entre 1994 et 2007[41] :

Date	Acquéreur	Cible	Montant (en Mrd de $)	Résultat
1995	Glaxo (GB)	Wellcome (GB)	14,8	GlaxoWellcome
1996	Ciba-Geigy (Suisse)	Sandoz (Suisse)	30,0 (F)	NOVARTIS
1998	Roche (Suisse)	Corange (Allemagne)	10,2	Roche
1999	Astra (Suède)	Zenzca (GB)	35,0 (F)	AstraZeneca
1999	Hoechst-Marion-Roussel (Allemagne)	Rhone Poulenc Rorer (France)	28,5 (F)	Aventis
1999	Pfizer (USA)	Warner Lambert (USA)	91,4	Pfizer
2000	GlaxoWellcome (GB)	Smithkline Beecham (GB)	80,0 (F)	gsk GlaxoSmithKline
2000	Pharmacia & Upjohn (USA)	Mosanto (USA)	96,0	PHARMACIA
2002	Pfizer (USA)	Pharmacia (USA)	60,0	Pfizer
2004	Sanofi (France)	Aventis (France)	60,0	sanofi aventis
2006	Johnson&Johnson (USA)	Pfizer (USA)*	16,6	Johnson&Johnson
2006	Bayer (Germany)	Schering (Germany)	21,7**	Bayer HealthCare Bayer Schering Pharma

*seulement Pfizer Healthcare! ** 16,3 Mrd d'€
*(F) = Fusions

Un autre phénomène, observé durant les dernières années, est la spécialisation géographique des sites de production, de conditionnement et de commercialisation, ainsi que l'externalisation de certaines activités. Ainsi, les groupes ont commencé à choisir une implantation unique pour leur production européenne, en fonction des formes de médicaments (formes solides, formes pâteuses, dragées, comprimés, sprays…). Ceci va de pair avec le processus d'externalisation de leurs activités de R&D, de production et de commercialisation, en raison des modifications et évolutions

---
[40] « L'industrie pharmaceutique en mutation », Arielle Moreau, Sophie Rémont, Nelly Weimmann, La documentation française, 2002, p81
[41] « Industrie Pharmaceutique : Les conditions d'un nouveau paradigme technologique », Philippe Abecassis, Nathalie Coutinet, Pharmaceutique, 2005, p6

technologiques de recherche, de la complexité de la phase de développement, et des différences de compétence en matière de publicité, marketing...

Les évolutions décrites précédemment, (recentrage, concentration, spécialisation géographique et externalisation des activités), ont concouru à la modification organisationnelle de l'industrie, le modèle de la firme chimique verticalement intégrée laissant place au modèle de « firme réseau », c'est-à-dire « *une firme de très grande taille, présente sur les marchés mondiaux et entretenant de nombreuses relations avec d'autres firmes, plus petites et spécialisées dans une étape du processus de fabrication* »[42]. On assiste désormais à un partenariat entre les grands laboratoires, très hiérarchisés et bureaucratiques, et les sociétés de biotechnologie, spécialisées dans les techniques de génie génétique, plus petites, flexibles et réactives aux demandes du marché.

Néanmoins, malgré les adaptations des laboratoires européens à l'environnement changeant du secteur, l'industrie pharmaceutique européenne continue de perdre sa compétitivité, et des mesures dans le domaine s'imposent. La Commission Européenne a ainsi annoncé en 2005, sa volonté de construire une future politique pharmaceutique de l'Union et de faire de la pharmacie, une priorité pour l'Europe[43]. Les questions sont alors les suivantes : Que peut faire l'Europe pour relancer son industrie du médicament ? Quel est son rôle à jouer en la matière ?

3.4. Les perspectives

Les études réalisées prévoient une décélération de la performance/croissance du marché européen au cours des prochaines années, avec un taux de croissance moyenne annuelle de 3,8% sur la période 2006-2011 (Annexe 1) (vs 5% pour les US et 4,9% pour la zone Asie-Pacifique)[44]. Dans cette optique, le CA espéré en 2011 s'élèverait 187,4 milliards de dollars, alors qu'un CA de 332,8 milliards de dollars est prévu pour les US (et 130,6 milliards de dollars pour l'Asie-Pacifique)[45].

---

[42] « Industrie Pharmaceutique : Les conditions d'un nouveau paradigme technologique », Philippe Abecassis, Nathalie Coutinet, Pharmaceutique, 2005, p9
[43] « Une stratégie européenne pour l'innovation et la compétitivité de l'industrie pharmaceutique », Anne-Lise Berthier, www.pharmceutiques.com, article 746, Juin 2005
[44] « Pharmaceuticals in Europe », Datamonitor, Industry Profile, December 2006, p16-17
[45] « Pharmaceuticals in Europe », Datamonitor, Industry Profile, December 2006, p16-17

IV) Le poids du secteur dans l'économie française

4.1. Quelques chiffres clés

Le marché pharmaceutique français se positionne au $4^{\text{ème}}$ rang mondial, avec une part de marché de 5,4% (chiffres 2005). Au sein de l'industrie française, l'industrie pharmaceutique pèse plus lourd que les autres, en raison de son dynamisme important. Le CA qu'elle génère augmente en moyenne de 6,4% par an depuis 1990 et de 8% par an depuis 1995, pour atteindre 38 milliards de dollars en 2005[46]. Elle représentait 2,2% de PIB français. Elle constitue, ainsi, un secteur majeur pour l'économie de la France, que ce soit en termes de production, d'exportation, d'innovation et d'emploi.

En effet, depuis 1995, la France est le premier pays producteur de médicaments en Europe (Annexe 2), et est, actuellement, le $3^{\text{ème}}$ exportateur mondial derrière l'Allemagne et le Royaume-Uni[47]. De plus, l'exportation de médicaments occupe un poids croissant, représentant 41% du CA en 2005 (+9,2% par rapport à 2004), et qui fait du secteur le 5ème excédent commercial net de la France. Cependant, on a noté ces deux dernières années un léger recul de cet excédent, ce qui pourrait constituer les premières conséquences de perte de compétitivité de la France. Ceci mérite d'être souligné, car étant question d'un secteur tourné vers l'extérieur, le problème de la compétitivité est crucial. Ainsi, comme le précisait Jean MARMOT, « *les biens de santé, et notamment les médicaments, sont un des facteurs les plus robustes de la croissance de l'économie française* »[48].

Par ailleurs, l'industrie pharmaceutique reste le 1er investisseur privé en R&D. Elle investit en moyenne chaque année 11,9% de son CA dans la recherche. Ainsi, en 2005, elle a dépensé près de 4 milliards d'euros dans les essais et la recherche de nouveaux traitements. Parmi les nombreux axes de R&D, il est possible de distinguer quelques domaines thérapeutiques porteurs : la Neurologie, la Cancérologie, la Diabétologie. Néanmoins, les domaines du Système Nerveux Central (SNC) et du système Respiratoire seront très certainement les segments à plus fort potentiel pour les années à venir.

En termes d'emplois, le secteur représente 100 000 emplois directs, dont environ 22 000 en R&D. On atteint chiffre de 140 000 emplois dans l'industrie, si l'on considère les emplois indirects

---

[46] « Le médicament, parlons-en ! », Conférence, octobre 2006, pIV-1
[47] « Le médicament, parlons-en ! », Conférence, octobre 2006, pIV-1
[48] « Les enjeux de l'industrie du médicament pour l'économie française », Etude LEEM, Avril 2005, p10

(centres de recherche, visite médicale, principes actifs...)[49]. Il s'agit d'un secteur créateur d'emploi et constitue même l'un des seuls secteurs industriels français à progresser dans ce domaine.

On enregistre en effet une création moyenne de 2 000 emplois par an (qui équivaut à une augmentation moyenne de 2% par an), malgré le phénomène constant de concentration évoqué plus haut (plus de 2/3 des entreprises, qui ont fusionné depuis 1999, ont un effectif supérieur deux ans après)[50]. Ceci a tenu essentiellement à la croissance de l'activité des entreprises du secteur ces dernières années. Toutefois, le LEEM (les entreprises du médicament) a fait remarquer en 2006 une nette réduction des créations d'emploi dans le secteur (bien que les effectifs en recherche continue de croître). Par conséquent, l'augmentation des effectifs ne pourra se perpétuer que si le dynamisme des entreprises est soutenu par des conditions d'attractivité pour le médicament en France (réseaux de recherche et développement, fiscalité, réglementation).

L'étude CEMKA-EVAL (présenté lors du bilan de l'année 2005), a d'ailleurs démontré l'impact macroéconomique de l'industrie du médicament en France et ses possibles effets d'entraînement sur l'économie française. Il est ressorti de cette étude que l'impact est très élevé, étant donné que « *un emploi dans le secteur pharmaceutique est lié à cinq emplois dans le reste de l'économie, en comptant les administrations publiques* »[51]. Ceci est d'autant plus préoccupant que l'on dénote un certain nombre de signaux, qui installent le médicament dans une logique de récession : le marché pharmaceutique s'est beaucoup ralenti en 2006, avec une croissance de 0,1% (vs +5% en 2005), le ministre de la santé en 2006, a annoncé sa décision de baisse de prix de très nombreux médicaments, sa volonté de diminuer leur prise en charge... L'inquiétude des entreprises est d'autant plus vive que le montant des prélèvements spécifiques opérés sur l'industrie du médicament a pratiquement doublé depuis 2002 (de 592 à 1065 millions d'euros). Il est passé de 3,2% à 4,8% du chiffre d'affaires taxable en 2005.

4.2. Les acteurs et les perspectives

En 2005, c'est le nouveau groupe Sanofi-Aventis qui domine le marché français, avec 16% de parts de marché, suivi par Pfizer, GlaxoSmithKline, AstraZeneca et Bristol-Myers Squibb, dont les parts de marché n'atteignent pas 7%. En raison d'un manque de données disponibles, nous ne pouvons, comme cela a été le cas au niveau européen, présenter le classement respectif des principaux acteurs en France en 2006.

---

[49] « Le médicament, parlons-en ! », Conférence, octobre 2006, pIV-1
[50] www.leem.org
[51] « Bilan 2005 et perspectives 2006, inquiétudes de l'industrie », Débat Avenir de la Santé, 20 juillet 2006

En ce qui concerne les perspectives pour l'industrie pharmaceutique française, selon une étude de FXI-RESEARCH[52], il est prévu que son dynamisme reste bon, avec une progression moyenne annuelle du volume de la production de 5,6% par an sur la période 2004-2010[53] (vs +3,8 % pour l'ensemble de l'UE). Le graphique suivant nous montre, en effet, que, sur cette période, les prévisions en terme de croissance de la production en France sont toujours supérieures à celles de la moyenne pour l'UE. Néanmoins, on remarque un ralentissement de cette croissance à partir de 2007, ce qui ne fait que confirmer les prévisions de ralentissement de la croissance du CA (évoquées en p19 de ce mémoire) pour les années à venir dans le secteur.

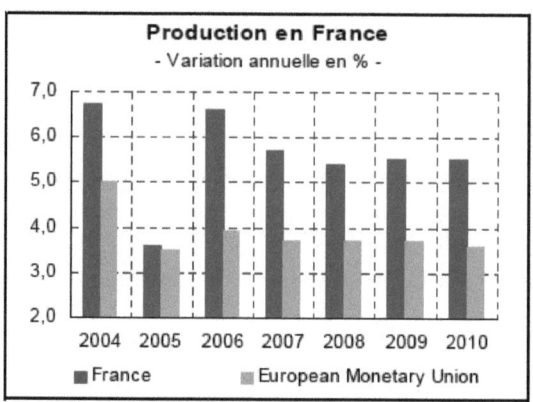

Source : FXI International Market Analysis, Juin 2006, p28

V) L'industrie pharmaceutique, partenaire de l'Etat Français

Depuis de nombreuses années, l'industrie pharmaceutique et l'Etat Français sont partenaires dans une politique concertée en vue de maîtriser les dépenses de santé. En application de cette politique, les entreprises du médicament sont mises à contribution financièrement et de plus en plus lourdement : par une pression permanente sur les prix, le déremboursement, une sélectivité des remboursements en fonction de l'utilité médicale, une forfaitisation des remboursements, et une taxation en constante augmentation, sur le chiffre d'affaires, sur la publicité, une modification de l'assiette de calcul des taxes[54] etc. Ces mesures, décidées unilatéralement par le Ministre de la Santé et de la Sécurité Sociale, sont fonction des nécessités budgétaires du moment, et font abstraction de la nécessité des prescriptions, et des conséquences sociales, et encore moins des

---

[52] Bureau d'étude commun à FERI. RESEARCH (Allemagne) et INSTITUT XERFI. (France)
[53] FXI International Market Analysis, « Industrie pharmaceutique, Synthèse Paneuropéenne », Juin 2006 p6
[54] « L'industrie pharmaceutique met la main à la poche », Flash Magazine, Boehringer Ingelheim, n°90

politiques industrielles[55]. « *D'année en année, la charge s'alourdit, avec le risque potentiel de mettre, à terme, l'industrie pharmaceutique en danger, alors même qu'aucun résultat notoirement positif n'a été constaté [au fil des plans de maîtrise des dépenses] sur l'équilibre de l'assurance maladie !* »[56] Pour appuyer ces dires, nous allons à présent présenter ces différentes mesures ainsi que leur impact sur les dépenses pharmaceutique et l'industrie du médicament.

5.1. La maîtrise des dépenses pharmaceutiques en France : quel impact sur l'industrie ?

C'est depuis la fin des années 1980 que l'Etat français a été amené à intervenir fortement dans la maîtrise des dépenses pharmaceutiques. La cause de ce phénomène provient du taux de croissance élevé de la consommation pharmaceutique en France, depuis le milieu des années 1980 (par exemple en 2000, le taux de croissance de la consommation s'est élevé à 9,2%, en valeur). En effet, les dépenses de santé ont progressé plus vite que la richesse nationale ces dernières années, engendrant des déséquilibres majeurs pour l'assurance maladie[57]. A titre de comparaison, la consommation de soins et de biens médicaux a atteint 8,7 % du PIB en 2001, contre 4,2 % en 1960[58]. De plus, la France dépense plus dans ce domaine que ses principaux partenaires européens, mais pour des performances sanitaires qui restent assez proches. La maîtrise des dépenses de santé apparaît donc justifiée mais il est important que « *les modalités d'actions de cette maîtrise ne contrarient pas la recherche pharmaceutique et l'accès potentiel à des produits innovants et plus efficaces ; ce sont en effet les investissements d'aujourd'hui qui conditionnent les découvertes de demain* »[59].

Les plans de maîtrise des dépenses qui se sont succédés depuis la fin des années 70 n'ont pas tous suivi la même logique. Les premières mises en place ont privilégié une approche quantitative des problèmes de santé (maîtrise de l'offre, encadrement des prix, régulation de la demande de santé). Puis, face aux limites des politiques quantitatives, ces mesures ont peu à peu laissé place à des mesures intégrant de manière plus explicite les comportements stratégiques des acteurs du système[60]. Pour ne pas rentrer dans une explication trop technique, nous nous focaliserons sur la présentation des principaux plans et lois depuis la fin des années 70.

---

[55] « L'industrie du médicament, un enjeu stratégique national », Rapport de l'Académie Nationale de Médecine, Louis HOLLENDER, 6 avril 2006, p3
[56] « L'industrie pharmaceutique met la main à la poche », Flash Magazine, Boehringer Ingelheim, n°90, p15
[57] « L'industrie pharmaceutique en mutation », Arielle Moreau, Sophie Rémont, Nelly Weimmann, La documentation française, 2002, p31
[58] http://www.vie-publique.fr/decouverte-institutions/finances-publiques/approfondissements/maitrise-depenses-sante.html
[59] « Une gestion duale de l'innovation pharmaceutique : pour une politique cohérente du médicament ?», Céline Martin Soulas, mai 2004, p2,
[60] « L'industrie pharmaceutique en mutation », Arielle Moreau, Sophie Rémont, Nelly Weimmann, La documentation française, 2002, p31

5.1.1. Le plan Veil de 1977

Il a consisté dans un premier temps, à l'instauration du ticket modérateur, qui est « *la différence entre le tarif de base du régime obligatoire et le remboursement effectif de la sécurité sociale. Par exemple, pour certains médicaments la sécurité sociale rembourse 35 % du prix affiché, le ticket modérateur s'élève alors à 65 %.* »[61]. Il s'agit donc de la part du coût des soins laissé à la charge du patient ou à celle de son assurance complémentaire. C'est une mesure qui vise à réduire la demande de soins. Ce plan a également supprimé le remboursement de certains médicaments. Il est important de préciser que, lorsque les pouvoirs publics modifient les taux de remboursement, ou décident même de supprimer totalement le remboursement d'un médicament, « *l'effet sur la consommation n'est pas négligeable en volume et en valeur : un médicament mieux remboursé (65% contre 35% auparavant) devient davantage prescrit* [et donc davantage vendu !], *tandis que les médicaments équivalents le sont moins* »[62]. Ce phénomène fonctionne également en sens inverse. Il est alors possible d'imaginer l'impact négatif de ce genre de mesure sur les industriels du médicament si les taux de remboursements sont revus à la baisse pour leurs médicaments et s'il y a des déremboursements massifs, comme cela a été le cas en 2006[63] !

5.1.2. Le plan Bérégovoy de 1982

Il se composait de deux mesures : la poursuite de la réduction du taux de remboursement, qui passe de 70% à 40% pour certains médicaments, et l'introduction du blocage des honoraires des médecins. Toutefois, l'effet escompté de ralentissement du rythme de croissance des dépenses de médicaments ne s'est pas produit : ce plan n'a donc pas eu beaucoup d'impact sur le secteur, du fait de la montée en puissance des assurances complémentaires, qui ont pris en charge la plupart des frais qui n'étaient plus remboursés par la sécurité sociale, d'une part, et d'autre part, en raison du report de la consommation vers des médicaments mieux remboursés.

5.1.3. Le plan Séguin de 1986

Il consistait en la forte baisse (voire suppression) des remboursements de certains médicaments, en la mise en place d'un système dit « des 32 maladies »[64] et en la suppression de la couverture à 100% pour les maladies non liées à la pathologie principale. Ces mesures ont engendré en 1987, et ce pour

---

[61] http://www.dicodunet.com/annuaire/def-1131-ticket-moderateur.htm
[62] « L'industrie pharmaceutique en mutation », Arielle Moreau, Sophie Rémont, Nelly Weimmann, La documentation française, 2002, p26
[63] Voir p 28 de ce mémoire.
[64] Pour définir les affections de longue durée et les polypathologies (Source : « L'industrie pharmaceutique en mutation », Arielle Moreau, Sophie Rémont, Nelly Weimmann, La documentation française, 2002, p32)

la première fois après 17 années de croissance importante en valeur et en volume, un ralentissement des dépenses.

5.1.4. Le plan Veil de 1993

Il est allé dans le sens des réductions du taux de remboursement des plans précédent, mais il a ajouté la création, en 1994, des Références Médicales Opposables (RMO)[65], dont l'objet était d'identifier les soins et les prescriptions médicalement inutiles ou bien dangereux. Ceci a constitué une « rupture » avec les autres mesures, qui ne visaient qu'à maîtriser la progression du montant de remboursement. Avec les RMO, il s'est agit de contrôler les quantités de médicaments prescrites et de limiter les prescriptions superflues.

5.1.5. Le plan Juppé de 1995

L'ordonnance du 24 avril 1996, du plan Juppé, a introduit à titre expérimental deux nouveaux dispositifs de la « maîtrise médicalisée des dépenses des soins » : les réseaux de soins d'une part, qui réunissent plusieurs professionnels de santé autour d'une même pathologie, et les filières de soins d'autre part, organisées autour d'un médecin référent qui décide de l'orientation du patient et assure son suivi médical. De cette façon, le plan Juppé (datant de 1995) a marqué un tournant dans l'évolution du chiffre d'affaires du médicament remboursable. En effet, la consommation de médicaments cette même année n'a progressé en valeur que de +1,5% versus +6% de progression moyenne annuelle entre 1990 et 1995. Cependant, comme pour les plans précédents, ce ralentissement n'a été que temporaire, et la consommation a de nouveau augmenté (+3,3% en valeur) en 1997. Le plan Juppé, par la loi organique du 22 juillet 1996, a également instauré le vote annuel d'un Objectif National d'évolution des Dépenses d'Assurance Maladie (ONDAM), par lequel le gouvernement fixe un objectif de dépenses de santé annuel à ne pas dépasser. Il faut savoir que l'ONDAM est aujourd'hui un outil de maîtrise de dépenses de santé très contesté tant par le corps médical, les économistes, les politiques ou l'industrie pharmaceutique, car ils lui reprochent de ne pas prendre en compte les besoins de santé (d'appliquer une maîtrise trop comptable des dépenses de santé)[66]. De plus il est presque systématiquement dépassé depuis 1998[67].

---

[65] « L'industrie pharmaceutique en mutation », Arielle Moreau, Sophie Rémont, Nelly Weimmann, La documentation française, 2002, p32
[66] http://www.snmkr.fr/actual/ondam.htm
[67] http://www.urcam.assurance-maladie.fr/index.php?id=10137&print=1

5.1.6. Le plan Aubry de 1998

Compte tenu de l'accélération nouvelle des dépenses de médicaments, constatée en 1997 et au début de 1998, les laboratoires ont procédé (respectant leurs engagements pour pratiquer, en cas d'évolution trop rapide des ventes de certains produits) à de nombreux ajustements de prix à la baisse. De plus, le Comité économique du médicament (aujourd'hui le CEPS) a négocié, au profit des organismes de la Sécurité sociale, une remise globale de 198 millions d'euros en 1998 (et environ 57 millions d'euros en 2000) avec l'industrie. De plus, une augmentation de la taxe sur la promotion pharmaceutique a été pratiquée en 1998[68].

5.1.7. Les Lois de Financement de la Sécurité Sociale (LFSS)

La loi constitutionnelle du 22 février 1996, complétée par la loi organique du 22 juillet 1996[69], a institué la catégorie nouvelle de « Lois de Financement de la Sécurité Sociale », avec pour objectif, de réduire les déséquilibres financiers des régimes sociaux et d'augmenter la compétence du Parlement en matière de finances sociales. Il existe un LFSS chaque année.

La LFSS de 1999 a marqué l'abandon des politiques de maîtrise des dépenses de santé agissant sur la demande des patients et des prescripteurs. Ce sont les pharmaciens qui étaient désormais visés, avec la promotion des génériques : ainsi, le décret du 12 juin 1999 permettait aux pharmaciens de substituer, à un médicament princeps prescrit, un médicament générique, sauf si le médecin prescripteur avait apposé la mention « non substituable » sur l'ordonnance. Parallèlement à ce droit de substitution, des objectifs de substitution étaient à respecter, en contrepartie d'incitations financières (marges préférentielles et remises). Si un niveau de « générification » minimum n'était pas atteint, une mesure de sanction était prévue. Toutefois, l'engagement de substitution n'ayant pas été bien respecté, la LFSS 2003, a instauré un Tarif Forfaitaire de Responsabilité (TFR) pour certains médicaments génériques et princeps appartenant à un même groupe générique. Il s'agit d'une variante du « reference pricing » (prix de référence) : c'est un taux de remboursement maximum qui est déterminé pour un groupe de médicaments préalablement défini. Le patient ou les assureurs complémentaires payent la différence si le prix du médicament choisi dépasse ce prix de référence (en sachant que les prix de référence qui existent diffèrent d'un pays à l'autre dans les catégories de médicaments concernés)[70].)[71]. Cette mesure a été prise dans une optique de

---

[68] « L'industrie pharmaceutique en mutation », Arielle Moreau, Sophie Rémont, Nelly Weimmann, La documentation française, 2002, p36-37
[69] http://www.financespubliques.com/finsoc.htm
[70] « Enjeux et impacts d'une mesure ministérielle dans l'industrie pharmaceutique : le tarif forfétaire de responsabilité », Lucie LEOTOING, 8 décembre 2003, p53, http://ispb.univ-lyon1.fr/theses/these_integ/de%20leotoing/Th%E8se%20TFR%20Lucie%20de%20L%E9otoing.pdf

continuité. Depuis 1999, pour promouvoir les génériques, le gouvernement s'est appuyé principalement sur les pharmaciens pour en assurer leur développement. Et, depuis 2002, les médecins se sont associés à cette politique. En 2003, le gouvernement s'est tourné vers les patients. « C'est une mesure de bonne gestion de notre Assurance Maladie, et c'est également une mesure de responsabilisation des patients : libre à chacun de choisir un médicament *princeps* ou l'un de ses génériques, mais l'Assurance Maladie, donc le cotisant, ne paiera désormais plus le surcoût attaché à la marque » a indiqué le Ministre de la santé, Jean-François Mattei. C'est en raison du manque d'implication du patient dans la politique en faveur des génériques, et du refus de la collectivité de payer deux remboursements différents pour deux produits identiques, qu'est intervenue la création des TFR.

A la suite de cette mesure, deux vagues de TFR ont été mises en place : la première vague de TFR a eu lieu en septembre 2003 et la deuxième en juin 2005. Il convient d'émettre quelques réserves quant à cette mesure : initialement destinée à promouvoir les génériques, elle pourrait avoir des effets négatifs pour ces derniers. En effet, si l'on observe l'évolution des génériques au sein de groupes passés sous TFR en 2005, elle est contrastée :
- de manière générale, la substitution des princeps par les génériques augmente dans tous les groupes passés sous TFR (en 2003 ou en 2005)
- toutefois, dans les groupes sous TFR de la vague de 2003, les PDM respectives des génériques et des princeps commencent à se stabiliser !
- dans les groupes sous TFR depuis 2005, bien que la part relative des princeps diminue fortement, elle reste encore dominante ![72]

L'impact recherché en matière de promotion des génériques, de cette mesure est aussi à discuter. Il dépend[73] :
- du montant (en valeur absolue) qui reste à la charge du patient
- de la politique d'achat des officines qui peuvent bénéficier de conditions commerciales avantageuses auprès des laboratoires génériques ou de leurs répartiteurs,
- des modalités de fixation des prix établis dans le pays : ainsi, dans ceux dits « libres » (Allemagne, Angleterre), les spécialités pharmaceutiques en situation de monopole se situent à des niveaux de prix généralement élevés, entraînant, en fin de cycle de vie (Annexe 3) une différence importante de prix entre les princeps et leurs versions

---

[71] « Enjeux et impacts d'une mesure ministérielle dans l'industrie pharmaceutique : le tarif forfétaire de responsabilité », Lucie LEOTOING, 8 décembre 2003, p53, http://ispb.univ-lyon1.fr/theses/these_integ/de%20leotoing/Th%E8se%20TFR%20Lucie%20de%20L%E9otoing.pdf
[72] « Les perspectives du marché des médicaments génériques en France à l'horizon 2010 », Etude Eurostaf, Volume 1, Analyses et conclusions, Collection Perspectives stratégiques et financières, septembre 2006, p 32
[73] « Les perspectives du marché des médicaments génériques en France à l'horizon 2010 », Etude Eurostaf, Volume 1, Analyses et conclusions, Collection Perspectives stratégiques et financières, septembre 2006, p 42

génériques. Ainsi, dans ces pays, la régulation des dépenses pharmaceutiques s'effectue partiellement grâce aux génériques, lorsque les produits sont tombés dans le domaine public. En revanche, dans les pays à prix administrés (France, Italie, Espagne), les spécialités ont un niveau de prix inférieurs à ceux pratiqués dans les pays « libres ». Le recours aux génériques est d'un intérêt limité, voire nul : historiquement la place des génériques y est donc faible. Dans ces pays, les dépenses pharmaceutiques sont régulées dès le lancement des produits via l'encadrement des prix. Par conséquent, le développement des génériques est beaucoup moins favorable.

- de la politique de prix des laboratoires de princeps : ainsi, s'ils décident d'aligner le prix de leurs princeps soumis à TFR (mais ainsi de réduire leurs marges) sur celui-ci, le déclin des ventes de princeps à faveur des génériques est freiné.

Une autre loi importante pour l'industrie pharmaceutique a été la Loi de Financement de la Sécurité Sociale (LFSS) 2006, car elle a demandé une contribution élevée et a été perçue par les industriels comme une rupture d'engagement par l'Etat. Elle consistait principalement en des baisses de prix, un déremboursement (156 médicaments à SMR jugé insuffisant), la réduction de la prise en charges de certains médicaments, et une nouvelle augmentation (de 0,6 à 1,76%) de la taxe sur le chiffre d'affaire des laboratoires pharmaceutiques[74]. Ainsi, cette loi a demandé à l'industrie du médicament un effort supplémentaire de 1,5 milliards d'euros sur une facture globale déjà fixée à 2,1 milliards d'euros.

Dans le même esprit, le projet de LFSS 2007 (selon Christian LAJOUX, président du LEEM[75], dans un article publié dans « Débat et Avenir de la Santé » en juillet 2006) devrait mettre à contribution les industries du médicament à hauteur de 500 millions d'euros, et ceci dans un objectif de réduire le déficit de l'assurance maladie de 3 milliards d'euros supplémentaires, pour passer de 6,3 milliards en 2006 à 3,5 milliards d'euros en 2007. Pour permettre au gouvernement de réaliser 1,8 milliard de recettes nouvelles et 750 millions d'euros d'économies sur les dépenses, des orientations sont adoptées. Une partie de la presse quotidienne indique que ces économies pourraient être obtenues si l'industrie pharmaceutique était mise à contribution[76].

Si l'on fait le bilan, quelles que soient les mesures prises par les pouvoirs publics, on constate que chaque plan mis en œuvre a certes permis de freiner la croissance des dépenses de médicaments, mais à chaque fois de façon temporaire, la demande demeurant structurellement forte. Ainsi,

---

[74] « L'industrie pharmaceutique met la main à la poche », Flash Magazine, Boehringer Ingelheim, n°90
[75] LEEM : les entreprises du médicament (www.leem.org)
[76] « Orientations budgétaires de l'assurance maladie pour 2007», Débat Avenir de la Santé, 05 juillet 2006

l'efficacité des politiques de maîtrise des dépenses de santé s'est avérée souvent limité en ce qui concerne la consommation pharmaceutique, mais ces politiques ont constitué une charge financière croissante pour les industriels du secteur (les mesures les mettant de plus en plus à contribution), et une source de complication quant à leur activité. Le problème est que les pouvoirs publics limitent le médicament « *à son seul coût en occultant les bénéfices sanitaires, sociaux et économiques qu'il génère. L'assurance maladie se comporte comme un simple acheteur, ce qui pourrait se concevoir dans un marché saturé, alors que dans le cas du médicament, il s'agit de satisfaire des besoins vitaux encore nombreux et d'encourager une recherche qui reste très aléatoire* »[77]. De plus, il faut ajouter à l'ensemble de ces différentes mesures de maîtrise de dépenses de santé, la réforme de l'assurance-maladie opérée en 2006, qui a également demandé un sérieux effort financier pour l'industrie pharmaceutique. C'est ce qui sera démontré dans la sous-partie suivante.

5.2. La réforme de l'assurance-maladie 2006 en France : quel impact sur l'industrie ?

Elle a été adoptée par le parlement en juillet 2004, et les premières mesures sont entrées en application à partir du 1er janvier 2005. Cette réforme d'assurance-maladie avait trois objectifs majeurs : mieux coordonner les soins, responsabiliser le patient dans sa consommation de santé et définir le bon usage des médicaments. Pour atteindre le premier objectif, il a été prévu la mise en place de deux nouveautés : l'obligation pour le patient d'avoir un médecin traitant déclaré, d'une part, et l'instauration d'un dossier médical personnel, consultable par tous les médecins que le patient est susceptible de rencontrer, d'autre part. Dans le cadre du deuxième objectif, qui était de responsabiliser le patient, la réforme a instauré le forfait de 1 euro, et le "médecin traitant" n'est plus, pour les patients, un « passage obligé » en cas de dépassement d'honoraires des spécialistes. D'autres mesures telles qu'une carte vitale avec photo et des arrêts de travail plus contrôlés visaient la diminution des abus et de la fraude dans le domaine. Enfin, en ce qui concerne le meilleur usage des médicaments, troisième objectif, la réforme encourageait la promotion des génériques. Ainsi, les mesures prises à la suite de cette réforme avaient pour but d'économiser 10 milliards d'euros, dans le domaine de la santé, entre 2005 et 2007.

Le bureau d'études IMS Health[78], a effectué un rapport concernant le secteur pharmaceutique en France pour la période 2006-2010[79], qui traitait de ladite réforme. Selon ce rapport, celle-ci a grandement mis à contribution l'industrie pharmaceutique. En effet, IMS Health a relevé que, la diminution des ventes de médicaments étant l'objectif principal du gouvernement pour réduire les

---

[77] « L'industrie du médicament, un enjeu stratégique national », Rapport de l'Académie Nationale de Médecine, Louis HOLLENDER, 6 avril 2006, p6
[78] Une des principales sociétés d'études du secteur
[79] Rendu en mars 2006, http://www.avenirdelasante.fr/site/archives/2006/03/perspectives_im.php.htm

dépenses de santé, sur les 10 milliard d'euros d'économies précités, l'industrie a dû y contribuer à hauteur de 2.1 milliards. Ainsi, l'accord signé dans ce cadre, entre les pouvoirs publics et les laboratoires, a prévu notamment de nouvelles réductions de prix, des retraits de spécialités de liste de remboursement ou des modifications d'emballages. La LFSS 2006-2008 fixe de nouveaux objectifs d'économies. Selon ce rapport, « *les industriels de la santé ont l'impression de supporter un effort exagéré dans la dynamique d'économies, rappelant par exemple que les médecins ont un rôle indispensable à jouer dans cette réforme en termes de réduction du volume de prescriptions, de l'ordre de 1 milliard d'euros à l'horizon 2008* »[80]. Comme conclusion à son rapport, « *IMS Heath rappelle que dans le contexte d'une situation économique générale morose, d'une concurrence accrue sur les génériques[81], et de cette réforme de l'assurance maladie, les laboratoires doivent faire un grand effort d'adaptabilité* »[82].

Au vu de l'étude de ces différentes politiques, on constate une véritable contradiction entre l'action de l'Etat Français concernant le secteur pharmaceutique, et la position de l'UE en la matière. En effet, celle-ci a affirmé à plusieurs reprises, et plus particulièrement dans sa Communication au Conseil, au Parlement européen, Comité économique et social européen et au Comité des régions, « Renforcer l'industrie pharmaceutique européenne dans l'intérêt des patients »[83]du 1er juillet 2003, sa volonté de relancer la compétitivité de son industrie du médicament, consciente de l'enjeu qu'elle représente pour l'économie européenne. Toutefois, il faut préciser que la situation de la France n'est pas unique, puisque chaque Etat membre applique, de même que le fait la France, sa propre politique du médicament, indépendamment des objectifs de l'UE. Des politiques qui diffèrent donc d'un Etat à un autre (comme nous le verrons par la suite) et qui aboutissent à un manque de coordination en Europe, en matière pharmaceutique. Là encore, il convient de se demander si ce phénomène n'est pas une des raisons qui provoquent la perte de compétitivité européenne : **le développement de l'Europe du médicament déjà existante n'est-elle pas nécessaire pour relancer cette compétitivité ? Quel serait l'impact du renforcement d'une telle politique sur le secteur pharmaceutique européen et plus spécialement français ?**

---

[80] « Perspectives IMS 2006-2010 : La France dans une mutation à risque », 17 mars 2006, http://www.avenirdelasante.fr/site/archives/2006/03/perspectives_im.php.htm
[81] Selon le rapport de l'IMS Health, environ 2,5 milliards d'euros de ventes de médicaments sont tombés dans le domaine public entre 2005 et 2007 (Source : « Perspectives IMS 2006-2010 : La France dans une mutation à risque », 17 mars 2006, http://www.avenirdelasante.fr/site/archives/2006/03/perspectives_im.php.htm)
[82] « Perspectives IMS 2006-2010 : La France dans une mutation à risque », 17 mars 2006, http://www.avenirdelasante.fr/site/archives/2006/03/perspectives_im.php.htm
[83] COM (2003) 383

B) L' « Europe du médicament » : Des enjeux considérables pour le secteur pharmaceutique

Nous consacrerons cette seconde partie à la définition de ce qu'est l' « Europe du médicament » : et à l'explication du pourquoi de sa création. Puis nous décrirons son évolution et ses conséquences sur le secteur de la pharmacie. Ceci nous permettra de répondre à la première hypothèse formulée plus haut :

HYPOTHESE 1 : Le développement d'une Europe du médicament est nécessaire pour relancer la compétitivité du secteur pharmaceutique européen.

I) Pourquoi et comment est-elle née ?

Commençons par éclaircir le terme « Europe du médicament ». Il s'agit de l'ensemble des mesures européennes adoptées, concernant la réglementation des médicaments. On la définira donc comme « la réglementation commune européenne des médicaments ». Les questions qui se posent alors sont celles du pourquoi et du comment de sa création.

La santé est un sujet très tardif dans la politique européenne. En effet, absente en tant que telle dans les traités antérieurs, la santé apparaît pour la première fois dans l'Acte Unique de 1987. Plus tard, l'article 152 du Traité d'Amsterdam de 1997 donne comme mission à l'UE « *d'améliorer la santé publique, de prévenir les maladies, de favoriser la recherche et d'informer le public* ». De plus, il est maintenant établi que les exigences de santé publiques doivent être prises en compte par les politiques communautaires. Plus récemment, le texte du Traité établissant une Constitution pour l'Europe disposait dans son article III-278 que « *un niveau élevé de protection de la santé humaine est assuré dans la définition et la mise en œuvre de toutes les politiques et actions de l'Union* » (alinéa 1). Néanmoins, le pouvoir conféré à l'UE dans le domaine de la santé reste limité, puisqu'il est établi dans ce même texte que « *l'action de l'Union est menée dans le respect des responsabilités des Etats membres en ce qui concerne la définition de leur politique de santé* » (alinéa 7)[84]. En matière de médicaments, l'UE a actuellement pour compétence de « *garantir la libre circulation des produits et une concurrence loyale dans le secteur pharmaceutique* »[85].

---

[84] « L'assurance-maladie en Europe. Etude comparée », Philippe Garabiol, www.robert-schuman.org
[85] « Politique européenne des médicaments : renforcer l'accessibilité ou la position concurrentielle », Rita Baeten, Observatoire social européen

Le déclencheur de la volonté de prise en charge de la dimension sanitaire par l'Europe est « l'affaire de la thalidomide » en 1961. Il s'agissait d'un tranquillisant, qui a d'abord été mis sur le marché en 1957, en Allemagne (la réglementation allemande en vigueur l'ayant permis), puis sa commercialisation s'est étendue dans le monde entier. Il n'était pas déconseillé aux femmes enceintes, bien qu'ayant subi peu d'études de toxicité. C'est en 1961 que les premiers doutent se manifestent. Même s'il a été retiré du marché en 1962, la consommation de ce médicament par les femmes enceintes a engendré des avortements par milliers en Europe et aux Etats-Unis, et on estime à 12 000 le nombre d'enfants nés avec des malformations[86]. Ce traumatisme a ainsi permis une synchronisation des histoires des systèmes nationaux d'enregistrement en Europe (et aux Etats-Unis). En effet, avant celui-ci, lesdits systèmes nationaux étaient spécifiques à chaque nation. A partir du scandale de la thalidomide, les Etats de l'UE ont pris conscience de la nécessité de repenser la réglementation en matière pharmaceutique. Une harmonisation européenne devenait nécessaire pour le bien et la protection de la santé humaine.

Ainsi, quatre possibilités de réformes réglementaires s'offraient aux Etats : il était possible d'agir sur l'enregistrement des médicaments, les brevets, les conditions de remboursement et les prix. C'est l'enregistrement des médicaments qui s'est avéré être l'action la plus judicieuse pour commencer. Ainsi, ce sont l'Autorisation de Mise sur le Marché (AMM), d'une part, et l'évaluation des médicaments, d'autre part, qui ont fait l'objet d'une réglementation européenne en tout premier. Ceci comporte une certaine logique, puisque l'AMM est une étape clé pour le médicament (étant donné qu'elle définit le produit et le laisse entrer sur un marché), et que l'évaluation des médicaments comporte une forte dimension technico-scientifique dont l'harmonisation permettait de dépasser plus facilement les particularités et les intérêts nationaux. Il convient donc maintenant d'examiner en détail l'élaboration progressive, puis, le développement de cette Europe du médicament.

II) La construction de l'Europe du médicament : des conséquences pour les industriels du secteur

Dans cette partie, nous allons voir que la construction de l'Europe du médicament se traduit par plusieurs éléments : la création de législations européennes, d'une part (que ce soit en matière d'enregistrement, des brevets, des conditions de remboursement et des prix, comme cité plus haut), et la création d'institutions européennes en la matière, d'autre part.

---

[86] « Le grand secret de l'industrie pharmaceutique », Philippe Pignarre, p47-48

2.1. Les débuts de la législation européenne en matière d'enregistrement

Le premier signe reflétant la volonté d'harmonisation de l'Europe est la création de législations au niveau européen en matière de médicament. Les Etats de l'UE ont commencé par élaborer des instruments communs permettant l'évaluation des remèdes dans chaque pays. Selon Boris Hauray et Philippe Urfalino, « *les dispositifs nationaux d'évaluation se sont formés en même temps et presque avec le même rythme que le dispositif européen* »[87]. Ceci s'illustre en premier lieu, en 1961, par le commencement de la construction d'une pharmacopée européenne, sous la responsabilité du Conseil de l'Europe.

Dans un deuxième temps, la formation d'outils communs d'enregistrement se traduit par la sortie de la première directive européenne concernant le médicament en 1965, qui fournissait une définition juridique européenne du médicament. D'autre part, elle instaurait le concept d'Autorisation de Mise sur le Marché. Dorénavant, la mise sur le marché d'un médicament ne pouvait être effective qu'à la condition d'un examen puis d'une approbation préalable des pouvoirs publics de chaque pays. Enfin, elle disposait que les critères de l'évaluation des médicaments étaient les suivants : la sécurité, l'efficacité, la qualité (méthode de fabrication) du médicament, le bénéfice qu'il apporte et les risques possibles engendrés par sa consommation.

Postérieurement à cette directive, celles de 1975 correspondent à la troisième étape de la création d'instruments d'évaluation communs aux pays européens. Elles fixent les pièces constitutives du dossier d'AMM (études et essais que les laboratoires doivent réunir et accomplir pour que leur soit accordé l'accès à un marché national). « *De ce fait, les bases (pharmacopée, critères d'évaluation, contenu du dossier) des évaluations nationales se sont améliorées et rapprochées d'une part, et d'autre part, à partir de la seconde moitié des années 70, des groupes de travail rassemblant les représentants et experts des administrations se sont créés, et ont élaboré des guidelines en matière d'évaluation de l'efficacité et des risques. Ces guidelines devaient orienter aussi bien la constitution des dossiers de demande des laboratoires, que le traitement de ces dossiers* »[88]. Tout ceci clarifiait et facilitait ainsi la lourde procédure de création et de présentation des dossiers pour les laboratoires et l'industrie en général. De plus, leur traitement par les autorités nationales devint de meilleur qualité et plus rapide, engendrant un gain de temps et d'argent pour les entreprises du secteur. Les différentes procédures européennes d'enregistrements feront l'objet d'une description et explication dans le III) de ce mémoire, en p43.

---

[87] « La formation d'une Europe du médicament par transformation conjointe », Boris Hauray, Philippe Urfalino, VIIe Congrès de l'Association Française de Science Politique, Septembre 2002, p4
[88] « La formation d'une Europe du médicament par transformation conjointe », Boris Hauray, Philippe Urfalino, VIIe Congrès de l'Association Française de Science Politique, Septembre 2002, p4

2.2. La législation européenne en terme de brevets

Tout d'abord, la législation commune à tous les pays, qu'ils soient européens ou bien à l'échelle mondiale, en matière de brevets, est établie par les accords ADPIC (Aspects des Droits de la Protection Intellectuelle qui touchent le Commerce) ou TRIPS (Trade-Related Aspects of Intellectual Property Rights) conclus en 1994 dans le cadre de l'Organisation Mondiale du Commerce (OMC), qui prévoient que la durée de protection des brevets est de vingt ans.

Mais une législation européenne en ce qui concerne la protection des médicaments est capitale. En effet, celle-ci constitue une contrepartie naturelle à deux particularités du secteur : le niveau de risque des investissements réalisés en R&D et la chute des prix dès lors que le médicament est génériqué. Ainsi, « *sans protection raisonnable de l'innovation qui permette d'espérer un niveau acceptable de rémunération des investissements à risque, il n'existe plus d'incitation à l'investissement en R&D. Les analyses conduites par la Banque Mondiale vont dans le sens de cette conclusion : elles ont montré que les flux d'investissements et d'innovations dans des secteurs tels que la chimie, la pharmacie ou l'équipement électrique dépendaient largement du niveau de protection intellectuelle* »[89].

En ce qui concerne l'UE, le système européen des brevets repose sur deux traités internationaux : la convention de Munich sur le brevet européen de 1973 et la convention de Luxembourg sur le brevet communautaire de 1975[90]. L'idée d'un brevet européen remonte aux années 1960. Il est délivré par l'Office Européen des Brevets (OEB). Il ne requiert qu'une seule demande et une seule procédure : ainsi, il évite aux entreprises d'avoir à constituer un dossier pour l'ensemble des offices nationaux des brevets et les dispense de ce fait des lourdes procédures engendrant des pertes de temps et d'argent. Mais il s'agit d'une procédure inachevée puisque, bien qu'il permette d'obtenir une protection dans autant d'Etats parties à la convention que souhaité par le demandeur, il demeure régi par les différentes lois nationales des pays concernés : chaque pays membre de l'UE est en droit de demander la traduction du brevet européen dans sa langue officielle pour une reconnaissance valable sur son territoire. « *Ces coûts de traduction rendent le brevetage d'une invention en Europe bien plus cher qu'aux Etats-Unis ou au Japon. Cette difficulté est renforcée par la nécessité de travailler au sein de systèmes juridiques nationaux différents en cas de conflit. Le système actuel est ainsi perçu comme constituant un obstacle majeur au développement de la recherche et de l'innovation* »[91].

---

[89] « Industrie pharmaceutique – Innovation et Economie de Secteur – Eléments de réflexion », Laboratoires internationaux de recherche, Véronique Toully - Annie Chicoye - Pascale Guioth - Vincent Zaksak, Septembre 2002, p51
[90] « L'industrie pharmaceutique en mutation », Arielle Moreau, Sophie Rémont, Nelly Weimmann, La documentation française, 2002, Glossaire, p21
[91] http://www.euractiv.com/fr/innovation/brevet-communautaire/article-120347

En juillet 2000, la Commission Européenne propose la création du brevet communautaire, ayant pour but une protection uniforme pour l'ensemble de l'UE, par la délivrance d'un brevet unique, juridiquement valable dans toute l'UE[92]. Il a pour caractéristique de conférer au brevet un caractère unitaire : à la différence du brevet européen, il ne pourrait être délivré, transféré, annulé ou s'éteindre que pour l'ensemble de l'Union. Mais il n'est pas encore mis en place, les dirigeants européens n'étant pas d'accord sur ses modalités de délivrance. De plus, il présente deux faiblesses majeures. D'une part, la nécessité de traduire la totalité du fascicule du brevet communautaire dans toutes les langues des États membres de la Communauté entraîne des coûts très élevés. D'autre part, le système juridictionnel prévu ne permet pas de garantir une entière sécurité juridique. Lors d'une réunion du Conseil de l'Union européenne le 3 mars 2003, les ministres ont tout de même trouvé un compromis portant spécialement sur les points suivants :

- *« à partir de 2010, la création d'un système juridictionnel central (la Cour des brevets communautaires) attaché au Tribunal de première instance des Communautés européennes siégeant au Luxembourg ;*
- *le régime linguistique : les demandes de brevet communautaire seront déposées dans une des trois langues de travail (anglais, français, allemand) de l'Office européen des brevets (OEB) qui se chargera de les traduire dans les deux autres langues ;*
- *le rôle de l'OEB et des différents Offices nationaux des brevets : l'Office européen des brevets sera seul responsable de la délivrance des brevets communautaires. Les Offices nationaux des brevets seront, quant à eux, chargés de recevoir les demandes de brevet et de les transmettre à l'OEB »*[93].

Un autre élément doit enfin être signalé en matière de protection des brevets : la directive[94] sur la protection juridique des inventions biotechnologique, émise par le Parlement Européen et le Conseil en juillet 1998. Là encore, des obstacles sont intervenus. L'initiative de la directive 98/44 datant des années 1980, a été prise en réaction aux évolutions intervenues aux Etats-Unis. Au niveau communautaire, depuis plus de vingt ans, les biotechnologies, secteur stratégique, sont en pleine expansion. Leur développement nécessite une protection solide de la propriété intellectuelle, confortée par l'apparition d'une extension de la brevetabilité aux inventions impliquant une matière biologique. Pourtant, dix années de débats et deux propositions de la Commission (1988 et 1994) pour aboutir en 1998 ont été nécessaires à l'adoption de cette directive. Ce n'est qu'en 2006, que

---

[92] « L'industrie pharmaceutique en mutation », Arielle Moreau, Sophie Rémont, Nelly Weimmann, La documentation française, 2002, Glossaire, p20
[93] http://www.sg.cnrs.fr/daj/archiv-actus/210303-2.htm
[94] Directive communautaire 98/44/CE du Parlement européen et du Conseil du 6 juillet 1998 sur la brevetabilité des inventions biotechnologiques

cette directive a enfin été transposée dans tous les Etats membres de l'UE ! Il a été reconnu que ces délais de transposition ont largement contribué au retard européen en la matière[95].

2.3. La législation européenne en matière de prix et de remboursement

Il est important de rappeler que la détermination du prix et des conditions de remboursement relèvent de la compétence des Etats et dépendent des dispositifs nationaux. Toutefois, il existe une législation européenne dans ce domaine. Ainsi, la directive dite « de la transparence » (directive du Conseil 89/105/CEE) établit que les décisions des Etats en la matière doivent être transparentes, expliquées, et s'appuyer sur des critères objectifs et vérifiables. Dans cet esprit, les Etats ont le devoir de publier, une fois par an, la liste des produits dont les prix sont contrôlés et un délai de 180 jours leur est imposé (plus particulièrement au CEPS) en ce qui concerne la fixation du prix d'un médicament. Toutefois, il existe des différences de listes entre pays qui engendrent des délais d'accès au marché, inégaux entre pays membres de l'UE. En effet, le délais d'accès au remboursement est plus long dans les pays qui utilisent une liste dite positive[96] (tel la France), que dans ceux qui utilisent une liste dite négative[97] (comme l'Allemagne, la Grande-Bretagne), où l'accès au remboursement est immédiat. Selon un analyse réalisée par l'EFPIA[98] en octobre 1999 à ce sujet, « *dans les pays où une décision explicite de prise en charge est nécessaire ([ce qu'on appelle une] liste positive), le délai moyen d'accès au marché était compris entre 4 et 15 mois, qui viennent s'ajouter aux délais d'enregistrement* »[99]. Si l'on considère la France, ce délai, d'après un rapport du CEPS paru en 2001, est en moyenne de 239 jours, +/- 122 jours pour la première inscription d'un produit (hors générique)[100], alors que comme nous l'avons vu plus haut, la directive de la transparence impose de respecter un délai de 180 jours. Les écarts de délais d'accès au marché qui pouvaient exister en 1999 (et qui existent encore) sont largement visibles dans le graphique suivant[101] :

---

[95] Rapport du Sénat (n°30 - Session ordinaire de 2004-2005), fait au nom de la commission des Affaires économiques et du Plan sur le projet de loi relatif à la protection des inventions biotechnologiques, Par le Sénateur Jean BIZET, p8
[96] Liste définissant les médicaments pris en charge par les financements publics
[97] Liste définissant les médicaments non pris en charge par les financements publics
[98] European Federation of Pharmaceutical Industry Association, syndicat pharmaceutique fondé en 1978
[99] « Industrie pharmaceutique – Innovation et Economie de Secteur – Eléments de réflexion », Laboratoires internationaux de recherche, Véronique Toully - Annie Chicoye - Pascale Guioth - Vincent Zaksak, Septembre 2002, p54
[100] « Industrie pharmaceutique – Innovation et Economie de Secteur – Eléments de réflexion », Laboratoires internationaux de recherche, Véronique Toully - Annie Chicoye - Pascale Guioth - Vincent Zaksak, Septembre 2002, p54
[101] Source : « Industrie pharmaceutique – Innovation et Economie de Secteur – Eléments de réflexion », Laboratoires internationaux de recherche, Véronique Toully - Annie Chicoye - Pascale Guioth - Vincent Zaksak, Septembre 2002, p55

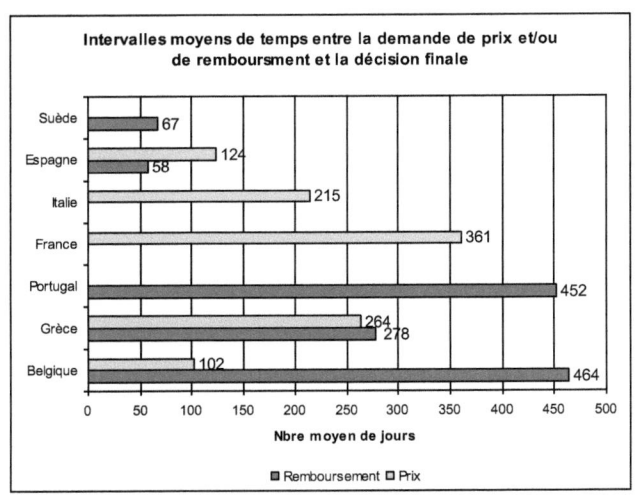

Ces différences de délais d'accès au marché constituent un problème important, que l'UE à travers le développement de l'Europe du médicament (création d'institutions et de groupes de travail), essaye de solutionner[102]. Des délais trop longs représentent un préjudice pour les entreprises du médicaments, du fait de la diminution du temps leur permettant un ROI : en effet, les laboratoires sont confrontés à la date butoir de la tombée de leur brevet dans le domaine public et donc à l'arrivée de concurrents génériques à ce moment-là !

La directive européenne de la transparence exige, également, des Etats, une justification explicite de leurs décisions et conditions de remboursement (acceptation, refus, taux), dans le but de limiter leur utilisation comme moyen protectionniste. Ceci a eu pour effet un nivellement progressif des prix au sein de l'UE. Néanmoins, ici encore, on remarque une diversité des réglementations tarifaires et de remboursement entre les pays. A titre d'exemple, selon une analyse effectuée en 2001, par Cambridge Pharma Consultancy[103], sur 13 produits nouvellement lancés en Europe en 2000 et 2001, il est observé « *qu'un « corridor de prix de + / - 5% » n'est respecté que pour 15 % des prix ; sur le panier de produits analysés, les prix maximum sont en moyenne de 25 % supérieurs à la moyenne des prix européens, et les prix minimum de 20 % inférieurs, soit une amplitude de 45 %* »[104]. Ceci tient aux systèmes de fixation des prix différents au sein de l'UE. En effet, en France,

---

[102] Nous le verrons dans la sous partie « Les institutions existantes », à partir de la p36 de ce mémoire
[103] Cabinet de conseil racheté en 2001 par le célèbre cabinet d'étude IMS Health, spécialisé dans le domaine pharmaceutique.
[104] « Industrie pharmaceutique – Innovation et Economie de Secteur – Eléments de réflexion », Laboratoires internationaux de recherche, Véronique Toully - Annie Chicoye - Pascale Guioth - Vincent Zaksak, Septembre 2002, p56

en Belgique et en Suède, les prix des médicaments remboursables sont administrés ; en Angleterre, ce sont les entreprises qui fixent les prix en respectant le fait que la moyenne pondérée de leurs augmentations annuelles de prix doivent être strictement inférieurs à l'inflation ; en Autriche, Grèce, Irlande, Italie, Portugal et Pays-Bas, les prix sont déterminés à partir d'une référence internationale (la moyenne des prix observés dans un groupe de pays défini par l'instance régulatrice, sert de référence).

Ces écarts de prix persistants, au sein de l'espace de libre circulation que constitue le marché européen, ont pour conséquence le développement de ce que l'on appelle un marché parallèle des médicaments : les grossistes s'approvisionnent dans les pays où les prix sont bas (Europe du Sud) et revendent leurs produits dans les pays où la tarification est plus élevée. Des différences de prix qui se creusent, une fois les médicaments lancés, en raison de l'évolution différenciée entre les pays, des marges de distribution et des taxations (TVA), de la baisse de prix dans certains pays, et de la revalorisation dans d'autres[105]. Ainsi, en 2007, « *les laboratoires estiment que les importations parallèles représentent 4 % à 5 % du commerce total des produits pharmaceutiques en Europe* »[106], avec comme principaux pays importateurs le Royaume-Uni, le Danemark, les Pays-Bas, la Suède, la Norvège et l'Allemagne (Annexe 4). Et, « *selon des études qu'ils commanditent auprès d'organismes spécialisés, le manque à gagner atteint 5 à 6 milliards d'euros en termes de chiffre d'affaires. Ces "pertes" pénalisent les actionnaires et les budgets de recherche et développement* »[107]. De plus, il ne faut pas oublier que ce commerce parallèle peut avoir des répercussions non négligeables sur la santé publique, « *du fait des difficultés à assurer la traçabilité de lots mis sur le marché dans un territoire donné et délivrés aux patients dans un autre pays sans que l'industriel concerné en soit informé, et du risque bien réel de pénurie dans les territoires à partir desquels s'organise ce commerce parallèle* »[108]. Consciente des conséquences négatives de ce marché parallèle, tant sur l'industrie du médicament que sur les individus mêmes, la Cour européenne de justice a rendu un arrêt, le 26 avril 2007, durcissant la réglementation sur l'importation parallèle de médicaments au sein de l'UE et aider les laboratoires à ce défendre contre celle-ci.

---

[105] « Industrie pharmaceutique – Innovation et Economie de Secteur – Eléments de réflexion », Laboratoires internationaux de recherche, Véronique Toully - Annie Chicoye - Pascale Guioth - Vincent Zaksak, Septembre 2002, p56
[106] « La justice européenne encadre le commerce parallèle des médicaments », Yves Mamou, Le Monde, le 29 avril 2007, http://www.lemonde.fr/web/article/0,1-0@2-3234,36-903172@51-878340,0.html
[107] « La justice européenne encadre le commerce parallèle des médicaments », Yves Mamou, Le Monde, le 29 avril 2007, http://www.lemonde.fr/web/article/0,1-0@2-3234,36-903172@51-878340,0.html
[108] « Industrie pharmaceutique – Innovation et Economie de Secteur – Eléments de réflexion », Laboratoires internationaux de recherche, Véronique Toully - Annie Chicoye - Pascale Guioth - Vincent Zaksak, Septembre 2002, p57

Dans cette sous-partie, nous avons découvert les diverses réglementations européennes existantes en matière pharmaceutique dont le but est de parvenir à une évaluation unique au plus haut niveau scientifique et à une harmonisation effective des décisions administratives des Etats membres. Mais de grandes divergences subsistent au sein de l'UE et freinent la compétitivité de l'industrie pharmaceutique européenne[109]. Par ailleurs, certaines législations, telle l'imposition, à partir de 1979, de la reconnaissance mutuelle, comme mode d'unification de l'espace européen, n'ont pas été respectées par les Etats. Dans le cas de la reconnaissance mutuelle, qui « *instaure le libre accès au marché de chacun des pays signataires, et repose sur la reconnaissance des procédures respectives d'évaluation de la conformité aux normes posées dans les différents pays* [110]», les Etats n'ont jamais accepté de déléguer totalement à d'autres le soin de protéger leur population contre des produits dangereux. La mise en place d'institutions a donc été nécessaire pour aider à l'application des différentes réglementations et au développement de cette Europe du médicament.

2.4. Les institutions existantes

2.4.1. Le Comité des Spécialités Pharmaceutiques (CSP)

La première instance européenne en matière pharmaceutique est crée en 1975, le Comité des Spécialités Pharmaceutiques (CSP) ou Committee for Proprietary Medicinal Products (CPMP). Il a été institué par la directive 75/319, qui dans son article 8 prévoit que « *En vue de faciliter l'adoption d'une attitude commune par les Etats membres relative aux autorisations de mise sur le marché, il est institué un comité des spécialités pharmaceutiques, ci-après dénommé « comité », qui est composé de représentants des Etats membres et de la Commission* »[111]. Ce comité est toujours en vigueur aujourd'hui et est responsable de l'évaluation scientifique pour la délivrance, les modifications ou les retraits d'AMM des dossiers utilisant la procédure centralisée[112], ou, en cas d'arbitrage, pour les procédures de reconnaissance mutuelle ou nationale[113], ou, enfin, lorsque le problème est d'intérêt communautaire (pharmacovigilance). Il peut, également être saisi pour toute question scientifique qui concerne l'évaluation des médicaments ou plus largement un problème lié au secteur pharmaceutique européen. En ce qui concerne le statut de ses membres, ces derniers ont été définis comme de simples représentants des Etats membres jusqu'en1994 ; à partir de cette date,

---

[109] « The European Union's policy on medicinal products », José Luis Valverde, Pharmaceuticals Policy and Law 8 (2005, 2006), p108-109
[110] « L'industrie pharmaceutique en mutation », Arielle Moreau, Sophie Rémont, Nelly Weimmann, La documentation française, 2002, Glossaire, p9
[111] « La formation d'une Europe du médicament par transformation conjointe », Boris Hauray, Philippe Urfalino, VIIe Congrès de l'Association Française de Science Politique, Septembre 2002, p4
[112] Voir p44 de ce mémoire
[113] Voir p44 de ce mémoire

bien qu'étant toujours nommés par les Etats et bien qu'ils conservent des fonctions de représentation de leur autorité, ils siègent désormais en leur nom propre et deviennent libres de constituer leur équipe d'évaluation avec les experts des différents pays (sans plus recevoir d'instruction des Etats). Le CSP, qui se réunit quatre jours par mois[114] (contre une à deux fois par an seulement à ses débuts) est aujourd'hui constitué de quinze délégations, deux membres étant nommés par chaque État, et est sous la direction d'un président et d'un vice-président.

Parallèlement à la création de ce CSP, des groupes de travail sont mis en place de manière permanente, pour ce qui concerne l'efficacité, la sécurité et les biotechnologies, et de manière ponctuelle, pour des problèmes précis[115]. L'appareil administratif de la Commission européenne a également secrété un segment propre au médicament, de plus en plus important. D'un simple secrétariat du CSP, il est devenu, de par sa croissance et l'augmentation de sa compétence, une unité pharmaceutique solidement implantée au sein de la Direction Générale entreprise. Actuellement, il existe cinq groupes de travail permanents qui se réunissent environ tous les mois ou tous les deux mois. Deux de ces groupes sont chargés de préparer les avis du CSP (en matière de biotechnologie et de pharmacovigilance) et trois doivent élaborer des recommandations (guidelines) destinées, en particulier, aux industriels en ce qui concerne la qualité, de la sécurité et de l'efficacité[116].

2.4.2. L'Agence Européenne d'Evaluation des Médicaments

L'étape suivante dans la création d'institutions européennes concernant le domaine pharmaceutique est l'installation à Londres, en 1995, d'une Agence Européenne d'Evaluation des Médicaments (EMEA)[117]. Celle-ci, toujours en vigueur, a pour mission de coordonner les ressources scientifiques de chacun des États membres, en vue de l'évaluation et de la surveillance des médicaments à usage humain et vétérinaire. Il faut préciser que c'est en se basant sur l'avis de l'EMEA que la Commission européenne accorde ou non la mise sur le marché des médicaments innovants ou ceux issus des biotechnologies, et qu'elle règle les éventuels conflits relatifs aux autres médicaments, entre les États membres[118]. En résumé, les principales tâches de cette Agence sont[119] :

- « *la coordination de l'évaluation scientifique des médicaments dans le cadre de la procédure centralisée et la responsabilité de l'arbitrage dans celui de la procédure de reconnaissance mutuelle ;*

---

[114] « L'Europe du médicament – Politique – Expertise – Intérêts privés », Boris Hauray, 2006, p59
[115] « La formation d'une Europe du médicament par transformation conjointe », Boris Hauray, Philippe Urfalino, VIIe Congrès de l'Association Française de Science Politique, Septembre 2002, p4
[116] http://www.arcat-sante.org/essais/annexes/europe.html
[117] Instituée par le règlement (CEE) n° 2309/93 du Conseil du 22 juillet 1993 (JOCE L214 du 24/08/93)
[118] http://www.arcat-sante.org/essais/annexes/europe.html
[119] Le règlement n° 2309/93 lui confère également une mission de conseil scientifique dans la conduite des tests et des essais thérapeutiques (Source : http://www.arcat-sante.org/essais/annexes/europe.html)

- *la coordination des activités liées à la pharmacovigilance à l'échelon européen ;*
- *la coordination des activités d'inspection, notamment celles en rapport avec la vérification du respect des Bonnes pratiques de fabrication (BPF), des Bonnes pratiques de laboratoire (BPL), et des Bonnes pratiques cliniques (BPC) »*[120].

Elle est dotée d'un Conseil d'administration qui est composé de deux représentants de chaque État membre, de deux représentants de la Commission et de deux représentants désignés par le Parlement européen. Elle est aussi dotée de deux instances scientifiques [le Comité des spécialités pharmaceutiques (CSP) pour les médicaments à usage humain et le Comité des spécialités vétérinaires (CMV)], qui ont pour rôle de préparer les avis de l'Agence sur toutes les questions relatives à l'évaluation des médicaments[121]. Enfin, l'EMEA dispose d'un secrétariat technique et administratif (qui gère, administre, prépare les ordres du jour ainsi que les comptes rendus, et coordonne les activités), et d'un budget propre (multiplié par 10 entre 1994 et 2001, pour atteindre 60 millions d'euros cette même année[122]).

2.4.3. Le G10

En 2000, une nouvelle instance est créée, le G10 Medecines group, à la suite d'une conférence qui s'est tenue à Bruxelles le 11 décembre 2000, concernant la compétitivité. Elle portait sur la perte progressive tant de la compétitivité de l'industrie pharmaceutique en Europe au profit des Etats-Unis, que du dynamisme européen en matière de Recherche et Développement (R&D). Face à ce constat, il a été formé, par la Commission européenne, un groupe de haut niveau, composé de représentants de certains Etats membres, de l'industrie pharmaceutique, de représentants des mutualités et des patients, dans le but de pouvoir discuter au niveau européen des questions concernant l'innovation et la mise sur le marché de médicaments. Ainsi, ce groupe devait formuler des recommandations concernant ces problèmes pour permettre à l'industrie européenne de maintenir sa position concurrentielle face aux Etats-Unis. Ce groupe s'est réuni environ trois ou quatre fois entre mars 2001 et avril 2002, pour aboutir à la publication d'un rapport en mai 2002, établissant 14 recommandations, dans des domaines de compétence européenne et nationale, à l'attention de la Commission et des Etats membres[123].

---

[120] http://www.arcat-sante.org/essais/annexes/europe.html
[121] http://www.arcat-sante.org/essais/annexes/europe.html
[122] « La formation d'une Europe du médicament par transformation conjointe », Boris Hauray, Philippe Urfalino, VIIe Congrès de l'Association Française de Science Politique, Septembre 2002, p5
[123] European Commision, « High level group on innovation and provision of medecines, recommandations for action », 7 mai 2002, G10 medecines report (http://pharmacos.eudra.org/g10/docs/G-10Medicines.pdf)

Il est possible de regrouper ces recommandations en plusieurs grands thèmes, qui sont les suivants :

- « *Avantages pour les patients : amélioration de l'information des patients ; renforcement du rôle des patients dans le processus décisionnel en matière de santé public ; révision des approche nationales e matière d'efficacité relative des médicaments (à la fois coût et efficacité clinique) ; renforcement de la pharmacovigilance européenne (contrôle des médicaments sur le marché) ;*
- *Développement d'une industrie européenne compétitive : amélioration de l'accès aux médicaments innovateurs ; accélération des négociations sur les prix et les remboursements ; renforcement de la compétitivité des médicaments qui ne sont ni achetés ni remboursés par l'Etat ; développement de marchés concurrentiels pour les médicaments génériques et les médicaments disponibles sans ordonnance ;*
- *Renforcement des connaissances scientifiques européennes : recours à des instituts virtuels de la santé pour stimuler et organiser la R&D dans les domaines de la santé et des biotechnologies ; mise à disposition d'autres incitants à la recherche et création d'un centre européen pour la prévention et les contrôles des maladies ;*
- *Les médicaments dans une Union élargie : rencontrer les défis de l'élargissement par la création d'un cadre commun pour la protection de la propriété intellectuelle et l'octroi d'une assistance aux nouveaux Etats membres pour leur permettre de mettre en œuvre le cadre législatif ;*
- *Apprentissage mutuel par les Etats membres : reconnaissance de la qualité des travaux du groupe « G10 Medicines » par le lancement d'un exercice de référencement destiné à évaluer et à suivre la compétitivité de l'industrie pharmaceutique. Un exercice du même ordre sera lancé pour évaluer la contribution de l'industrie pharmaceutique à l'amélioration de la santé publique »*[124].

Des recommandations qui nous confirment dans notre hypothèse que l'Europe du médicament, ainsi que son développement, sont nécessaires pour redonner sa compétitivité au secteur pharmaceutique européen. Comme nous pouvons le voir ci-dessus, les délais d'accès au marché sont un axe majeur des travaux du G10, ces derniers constituant un obstacle majeur qu'il faut surmonter afin de rétablir la compétitivité de ce secteur et l'attractivité de l'UE en matière d'investissements en R&D et industriels.

---

[124] « La Commission prône une industrie pharmaceutique européenne plus forte au bénéfice du patient », 1er juillet 2003, p2, http://ec.europa.eu/enterprise/phabiocom/docs/commpressrel20030701_fr.pdf

III) Les effets des procédures d'évaluation et de décision d'Autorisation de Mise sur le Marché (AMM) européennes sur l'industrie

Selon Boris Hauray et Philippe Urfalino, « *la formation d'une Europe du médicament fut celle d'une évaluation et d'une autorisation de mise sur le marché européennes du médicament* »[125]. Ainsi, les procédures d'évaluation et de décision d'AMM européennes ont évolué au fil du temps et ayant des effets sur l'industrie pharmaceutique. C'est ce que nous allons étudier dans cette partie.

Il faut tout d'abord savoir que, jusqu'en 1975, l'Europe connaît une absence totale de coordination entre les décisions nationales en la matière. C'est à partir de 1975 qu'apparaît une première procédure de reconnaissance mutuelle, dite « procédure CSP », créée en même temps que le CSP. Celle-ci donnait la possibilité, pour une firme, de demander la reconnaissance d'une AMM, obtenue dans un pays de l'UE, dans cinq autres pays membres. Si un de ces pays refusait de reconnaître l'AMM, les représentants des autorités nationales pouvaient confronter leurs positions au sein du CSP, chargé d'émettre un avis. Toutefois, le CSP ne disposait d'aucune procédure permettant l'exécution par contrainte : il ne pouvait que constater l'accord ou le désaccord de ses membres, ces derniers n'étant nullement obligés d'aboutir à une convergence de vue, gardant leur liberté de décision. Etant inefficace, le système a donc été modifié en 1983, avec l'instauration d'une nouvelle procédure, dite « multi-Etats », permettant cette fois, à partir d'une première AMM obtenue dans un Etat membre, l'extension de cet enregistrement dans deux autres Etats. Les firmes pharmaceutiques disposaient d'une deuxième mesure d'enregistrement communautaire : la « procédure de concertation », qui était obligatoire pour les médicaments issus des biotechnologies et optionnelle pour les médicaments de haute technologie. Cependant, comme pour la « procédure CSP », ces deux procédures ne faisaient pas l'objet d'avis contraignant de la part du CSP.

C'est en 1995, parallèlement à la création de l'agence européenne, qu'est créée l'évaluation unique, avec deux nouvelles procédures [126]: la procédure de reconnaissance mutuelle ou procédure « décentralisée » et la procédure « centralisée »[127]. De plus, il faut savoir qu'en terme de pouvoir d'exécution, depuis le 1er janvier 1995, cette évaluation unique « *donne lieu à un avis unique du CSP et la décision prise par la Commission européenne sur la base de cet avis s'impose à tous les États membres. Le CSP n'est amené à se prononcer que s'il y a divergence, dans la procédure de reconnaissance mutuelle, mais il émet obligatoirement un avis dans la procédure centralisée* »[128].

---

[125] « La formation d'une Europe du médicament par transformation conjointe », Boris Hauray, Philippe Urfalino, VIIe Congrès de l'Association Française de Science Politique, Septembre 2002, p3
[126] Adoptées en 1993 à travers le règlement (CEE) du Conseil 23/09/93 pour la procédure « centralisée » et la directive 93/39/CEE pour la procédure de reconnaissance mutuelle
[127] « L'Europe du médicament – Politique – Expertise – Intérêts privés », Boris Hauray, 2006, p27
[128] http://www.arcat-sante.org/essais/annexes/europe.html

Ainsi, depuis 1995, deux types de procédures sont à la disposition des industriels pour l'enregistrement des médicaments : les procédures purement nationales (décrite en partie A, dans la sous-partie « 1.2.1. Une réglementation pour la sécurité sanitaire », en p8 et 9 de ce mémoire) pour certains médicaments, dont la commercialisation se trouve limitée au marché d'un seul État membre, et les procédures européennes, précitées ci-dessus, que nous allons à présent découvrir.

3.1. La procédure de reconnaissance mutuelle

Elle « *permet d'obtenir des AMM identiques dans plusieurs Etats Membres, à partir d'une première AMM obtenue dans un Etat Membre* »[129]. Elle remplace la procédure multi-Etats que nous avons vu précédemment. Elle peut être utilisée pour tous les médicaments, exceptée pour les médicaments issus des biotechnologies (qui, nous allons le voir, sont obligatoirement concernés par la procédure centralisée). Cette procédure permet aux laboratoires de déposer leur dossier l'un des Etats membres, et si l'autorisation est accordée, elle peut être étendue aux autres Etats membres, par reconnaissance mutuelle des autorisations nationales : une fois le dossier de demande d'AMM transmis, le premier État membre (dit « État de référence ») doit rendre son avis dans un délai de 210 jours. Le rapport d'évaluation, lui, est disponible 90 jours plus tard. En ce qui concerne les autres États membres choisis par le demandeur, dans le cadre de la procédure, ils bénéficient de 90 jours pour " reconnaître " ou refuser la demande. Si la reconnaissance fonctionne, il n'y a pas d'intervention de l'EMEA ni du CSP. Dans le cas contraire, en cas d'objections majeures en termes de santé publique, c'est-à-dire portant sur la démonstration de la qualité, de la sécurité ou de l'efficacité, l'EMEA sera saisie pour arbitrage, et l'avis du CSP induira une décision de la Commission, laquelle s'imposera aux États de l'Union européenne. En fin de procédure, l'AMM accordée dans ce cadre, s'accompagne d'un Résumé des caractéristiques du produit (RCP) identique pour chaque État membre.

3.2. La procédure centralisée

Elle « *permet d'obtenir une seule AMM valable dans tous les Etats Membres de l'Union Européenne* »[130]. Il s'agit d'une procédure obligatoire pour les médicaments biotechnologiques et optionnelle pour les médicaments innovants, et est valable pour l'ensemble du territoire de l'UE. Elle permet aux firmes l'accès à l'ensemble du marché communautaire. Avec cette procédure, les laboratoires pharmaceutiques déposent directement leurs dossiers de demande d'AMM à l'EMEA.

---

[129] http://www.anmv.afssa.fr/procedures/proceduresAMM.asp
[130] http://www.anmv.afssa.fr/procedures/proceduresAMM.asp

Ces derniers sont pris en charge par un rapporteur et un co-rapporteur (qui peuvent être proposé par les entreprises) du CVMP, qui sont assistés dans leur l'évaluation par des experts de la liste de l'EMEA. Les rapports sont transmis pour avis aux instances d'évaluation de tous les Etats Membres. Elles disposent de 30 jours pour émettre des commentaires. En cas de risque majeur pour la santé publique ou l'environnement, les États peuvent, comme dans la procédure de reconnaissance mutuelle, s'opposer à cette décision. Concernant l'avis du CSP, il doit être rendu dans un délai de 210 jours auprès de la Commission européenne, avis qui sera ultérieurement transformé par la Commission en décision contraignante, applicable dans toute l'UE. Enfin, si l'avis est favorable, la Commission doit notifier et publier l'AMM dans les 90 jours[131].

IV) « Le développement d'une Europe du médicament est nécessaire pour relancer la compétitivité du secteur pharmaceutique européen » : une hypothèse qui se vérifie ?

Après analyse des différentes législations et réglementations adoptées par l'UE dans le cadre de l'Europe du médicament, et après la découverte des conséquences de celle-ci sur l'industrie pharmaceutique depuis les années 60, nous pouvons affirmer que la première hypothèse formulée dans ce mémoire, se vérifie complètement. Si nous reprenons point par point, l'évaluation européenne commune (pharmacopée, critères d'évaluation des médicaments et contenu du dossier que devaient présenter les entreprises), tout comme la création d'une législation européenne brevetaire a allégé les lourdes procédures auxquelles les industriels étaient soumis pour chaque pays (plus de facilité et gain de temps et d'argent). En matière de prix et de remboursement, nous avons également vu que l'harmonisation constitue un enjeu majeur pour les entreprises. D'une part, les différences de prix entre Etats engendrent un marché parallèle qui pénalise les laboratoires. D'autre part, les différences de temps que mettent les Etats pour décider du prix et du remboursement des médicaments font que les délais d'accès au marché sont plus longs pour certains pays (ex France). Or, nous avons appris que la durée de la période d'exploitation d'un médicament (et donc le ROI attendu) dépend de la rapidité d'accès au marché. L'harmonisation entamée en la matière semble alors capitale puisqu'elle a permis la progressive réduction de ces délais d'accès au marché. Enfin, pour ce qui est des procédures européennes d'enregistrement, elles ont également permis un gain d'effort et de temps aux industriels. Le développement d'institutions concernant le domaine de la santé a d'ailleurs favorisé la création, puis, la mise en application de ces différentes législations.

---

[131] http://www.anmv.afssa.fr/procedures/proceduresAMM.asp

Il reste cependant du chemin à parcourir en ce qui concerne les brevets, les prix et les conditions de remboursement. Les différences persistantes entre les systèmes nationaux contribuent à freiner la compétitivité de l'industrie pharmaceutique européenne. Le développement de l'Europe du médicament ne peut qu'améliorer la situation actuelle du secteur.

C) Pourquoi une politique européenne en matière pharmaceutique est-elle fondamentale pour l'Europe et pour la France ?

Comme nous avons pu le voir dans la partie précédente, l'application des politiques et des normes nationales en matière de médicament a constitué, et constitue toujours, une entrave au commerce, que ce soit au niveau européen ou même mondial. En effet, l'absence d'harmonisation réglementaire, surtout en ce qui concerne les brevets, et la trop grande diversité de réglementation en termes de prix et de remboursement des médicaments, ont été des barrières aux échanges entre les pays et de frein pour la compétitivité de l'industrie pharmaceutique européenne. De nos jours, l'industrie pharmaceutique est entrée dans une phase de déclin et l'on parle maintenant d'un secteur en crise, que ce soit au niveau mondial, européen et français. Il convient donc d'approfondir cette situation et d'en expliquer les causes. Nous expliquerons donc dans un premier temps le pourquoi de la crise du secteur. Puis, nous verrons par quoi se traduit la perte de compétitivité de l'industrie pharmaceutique européenne. Nous nous focaliserons ensuite plus particulièrement sur le problème de l'attractivité de la France dans ce domaine. Et, enfin, nous étudierons différentes tendances, appuyées et promues à l'échelle européenne par la Commission, qui peuvent constituer à terme des solutions pour le secteur. Ainsi, cette dernière partie nous permettra de répondre à la seconde hypothèse formulée dans l'introduction, à savoir :

HYPOTHESE 2 : Le développement d'une Europe du médicament a, et aura, des conséquences positives sur l'industrie pharmaceutique française et, à terme, sur l'économie française.

I) Un secteur en crise : le secteur a-t-il atteint sa maturité ?

Ces dernières années ont été caractérisées par un ralentissement pour la globalité du secteur du médicament. Plusieurs facteurs nous poussent à nous demander s'il n'aurait pas atteint sa maturité. Dans un premier temps, beaucoup tendent à dire que l'innovation pharmaceutique est actuellement en crise[132] et est en net recul. En effet, depuis 1975, on observe une baisse régulière de la mise sur le marché de nouveaux médicaments (comportant au moins un principe actif nouveau) au niveau mondial : si l'on dénombrait une sortie de 33 nouveaux médicaments en 1980, seulement 15 ont vu le jour en 1990. Une étude réalisée par le cabinet McKinsey a établit que « *en moyenne le nombre*

---

[132] « Le grand secret de l'industrie pharmaceutique », Philippe Pignarre, p35

de nouveaux médicaments mis sur le marché par chaque grand groupe est passé de 12,3 sur la période 1991-1995 à 7,2 sur la période 1996-2000 »[133].

De plus, l'industrie du médicament souffre de plus en plus de la période, relativement courte, de protection des brevets (20 ans) comparé au temps nécessaire (10 à 12 ans) à la découverte et au développement d'un médicament avant sa commercialisation. En réalité, les laboratoires n'ont que 8 à 10 ans pour rentabiliser leur travail et financer leur recherche ultérieure. Il s'agit désormais d'un temps d'exclusivité trop court lorsqu'il est suivi de la commercialisation de formes génériques. Ainsi, le deuxième phénomène particulièrement inquiétant, est l'attaque des génériques sur les princeps, qui est de plus en plus agressive. Ce « grignotement » progressif de part de marché est un réel souci pour les laboratoires, qui voient leurs efforts de R&D particulièrement attaqués, dès lors que les brevets tombent dans le domaine public. La question qui se pose maintenant est de savoir ce que peuvent faire les entreprises qui voient leurs marges commerciales quasiment anéanties. Les grossistes proposent en effet aux pharmacies, des ristournes plus importantes à la vente de génériques, sans compter les derniers plans de maîtrise de dépenses de santé qui favorisent la promotion des génériques. Les pharmaciens augmentent, ainsi, de façon importante, leurs marges grâce à la substitution. Les principes du commerce faisant loi, les possibilités offertes aux grands laboratoires (qui ont investi des sommes phénoménales en recherche) pour contrecarrer cette tendance et bénéficier d'un réel retour sur investissement, restent très limitées. C'est pourquoi l'activité générique devient de plus en plus attrayante pour de petits laboratoires : les fabricants de génériques ne supportent ni les frais de recherche ni ceux de développement et obtiennent, ainsi, un retour sur investissement beaucoup plus rapide, avec une minimisation évidente des risques.

Il est également important de souligner que les grands laboratoires n'arrivent plus à fournir aux patients les trois BlockBusters qu'il leur faudrait sortir par an, afin de rentabiliser leurs investissements en R&D. De plus, la cinquantaine de BlockBusters actuellement sur le marché, qui remportent à eux seuls près de 45 % du marché global, arrivent bientôt à terme de leurs échéances brevetaires. Par conséquent, l'industrie pharmaceutique va bientôt se trouver confrontée à un sérieux problème de renouvellement de l'offre. Pour faire face à ces besoins croissants de la R&D, il est alors nécessaire pour les laboratoires de disposer de vaches à lait[134] et de produits vedettes afin de bénéficier de rentrées financières suffisamment importantes.

Un dernier paramètre à prendre en compte tient à l'évolution de la protection intellectuelle : l'équilibre du secteur pharmaceutique est modifié, non seulement par les limites fixées par les juges

---

[133] « Pharmacie et biotechn en symbiose », Catherine Ducruet, Les Echos, 11 septembre 2002
[134] <u>Vaches à lait</u> : Produit à rentabilité élevée, aux besoins financiers faibles et donc engrangeant des flux de fonds positifs.

aux stratégies industrielles (pour prolonger la protection de molécules par de nouvelles formulations) mais aussi par les accords ADPIC de 1994 et la déclaration de Doha en 2001. « Cette dernière introduit un nouveau clivage entre, d'une part un monde « protecteur » qui permet de financer la R&D et les investissements (USA, Japon, Europe) et, d'autre part, un monde « non protecteur » ou moins protecteur, dans lequel les licences obligatoires et des niveaux de prix bas sont un des éléments de réponse à des problèmes de santé publique majeurs ». C'est ainsi que les états « riches », par une politique de prix minimalistes, ne contribuent pas à leur part de financement de la R&D mondiale, et n'assument pas leur responsabilité vis-à-vis des pays défavorisés.

Ainsi, certains professionnels, tel que l'économiste de la santé Paul Etienne Barral, prédisent des « années noires » pour ce qui est des trois prochaines années[135]. Selon lui, la conjonction des réglementations de plus en plus strictes, qui imposent un développement de plus en plus long et cher, et des différentes politiques de maîtrise des dépenses de santé engendrera une « *zone de turbulence* » à venir. Il prévoit de ce fait une nouvelle vague de fusions pour palier ce problème, ainsi que le développement des biotechnologies, qui comme nous le verrons en p61 de ce mémoire, sont vouées, selon lui, à prendre « *une place importante dans les prochaines années* ».

Nous allons à présent voir plus précisément comment cette crise du secteur affecte le marché européen, ainsi que le marché français. Dans un premier temps nous nous centrerons sur la perte de compétitivité observée en Europe, et expliquerons par quoi elle se traduit. Puis, nous nous focaliserons sur la France et sur sa perte d'attractivité.

II) La perte de compétitivité de l'Europe : par quoi se traduit-elle ?

2.1. Des investissements en R&D insuffisants

Le pilier de l'industrie pharmaceutique, et la clé pour la réussite dans ce secteur, est l'innovation. Ainsi, son dynamisme provient essentiellement de l'activité de R&D, qui est réellement capitale et mérite d'être analysée.

Tout d'abord, il est important de souligner l'inversion de tendance ayant eu lieu au cours des vingt dernières années, concernant l'investissement en R&D. En effet, si dans les années 1980, l'Europe devançait les Etats-Unis en matière de dépense de R&D, ces derniers sont désormais les leaders. En dix ans, ils ont multiplié leurs dépenses par 5 versus une Europe qui ne les multipliaient que par

---

[135] « Les trois prochaines années seront noires pour la pharma », Le Quotidien du Médecin, 25 janvier 2007

2[136]. Les chiffres parlent d'eux-mêmes : en 2000, pendant que l'Europe dépensait 17 milliards d'euros dans la recherche pharmaceutique, les Etats-Unis, eux, en dépensaient 24 milliards d'euros[137] :

Le fossé s'est ensuite peu à peu creusé avec les années, engendrant un net déclin de l'Europe en ce qui concerne la découverte de médicaments. A titre d'exemple, entre 1993 et 1997, 81 médicaments innovants ont été lancés par l'Europe, contre 48 par les Etats-Unis ; entre 1998 et 2002, ces chiffres se sont totalement inversés, passant respectivement à 44 et 85. Ajoutons que la part des investissements de R&D des multinationales européennes aux Etats-Unis est passée de 26%, début 1990, à 34% en 1999.

2.2. Un retard dans les biotechnologies et des politiques nationales divergentes

En matière des biotechnologies, la situation est encore plus préoccupante : alors que l'Europe emploie environ 40 000 personnes dans cette industrie, les Etats-Unis en emploient plus de 140 000. De ce fait, le pourcentage d'invention et de commercialisation de médicaments issus des biotechnologies s'élevait à 76% pour les US, 14% pour le Japon, et seulement 10% pour l'Europe[138]. De même, les brevets américains dans ce domaine représentent 60,1% vs 22,2% pour l'UE[139]. La perte de compétitivité de l'Europe est ainsi mesurée par rapport aux Etats-Unis, et par le ralentissement du rythme des découvertes de nouvelles molécules permettant la mise sur le marché d'un médicament innovant et générateur de CA. On peut en conclure l'impérieuse nécessité de relance de son attractivité. Il s'agit là d'un problème se trouvant au cœur de toutes les discussions concernant l'industrie pharmaceutique, et qu'il faut résoudre au plus vite, pour le bien-être de l'Europe et de son économie.

En ce qui concerne les politiques nationales divergentes, il existe en effet différentes directives européennes en matière pharmaceutique qui ne sont pas respectées par les politiques nationales, comme cela a été le cas avec les anciennes procédures européennes d'enregistrement des médicaments. Nous ne nous appesantirons pas d'avantage sur ce phénomène, qui a pu être constaté tout au long de ce mémoire. Il convient seulement de rappeler qu'il constitue un frein à la compétitivité du secteur européen et engendre des problèmes d'attractivité de l'Europe, surtout de la France.

---

[136] « Le médicament, parlons-en ! », Conférence, octobre 2006, pIV-2
[137] « The European Union's policy on medicinal products », José Luis Valverde, Pharmaceuticals Policy and Law 8 (2005, 2006), p111
[138] « The European Union's policy on medicinal products », José Luis Valverde, Pharmaceuticals Policy and Law 8 (2005, 2006), p111
[139] « Le médicament, parlons-en ! », Conférence, octobre 2006, pIV-2

III) Le problème d'attractivité de la France

L'Europe dans sa globalité n'est pas la seule à connaître des difficultés en matière pharmaceutique. L'industrie du médicament française est entrée en 2006 dans une phase de récession préoccupante. *« Le médicament a longtemps été un élément du rayonnement scientifique, médical, culturel et politique français à l'étranger. Deuxième découvreur de médicaments au niveau mondial pendant de nombreuses années, la France est actuellement tombée au sixième voire au septième rang »* [140]. Nous étudierons tout d'abord les raisons qui peuvent expliquer ce phénomène. Puis nous verrons par quoi se manifeste cette perte de compétitivité et comment solutionner ce problème.

3.1. Quelles sont les causes de la perte d'attractivité de la France ?

La situation de l'industrie pharmaceutique française commence à être préoccupante : l'environnement économique en France étant globalement peu favorable aux entreprises industrielles, et il l'est encore moins pour l'industrie pharmaceutique. En effet, celle-ci, en France, est particulièrement pénalisée par la lourdeur du cadre législatif et administratif français :
- Les délais de démarrage des essais sont très longs et peuvent aller jusqu'à un an alors que dans les autres pays d'Europe ils vont de 15 à 60 jours, ce qui ne peut que décourager les expérimentations en France ;
- Comme nous avons pu le découvrir dans la première partie de ce mémoire, un médicament doit faire l'étude de trois commissions, avant de pouvoir être mis à la disposition des médecins et des malades ;
- L'industrie fait sans cesse l'objet de mesures de maîtrise de dépenses de santé, (pression permanente sur les prix, tarif forfaitaire de remboursement, déremboursements, taxations supplémentaires), qui interviennent en fonction des nécessités budgétaires de l'instant, et qui mettent l'industrie à contribution de manière croissante. Ces mesures de maîtrise qui constituent des changements fréquents et imprévisibles pour l'industrie du médicament, sont un réel handicap, puisqu'elles rendent impossible la prévision à 5 ans (ou même moins) des industriels. Si ce phénomène est certes dommageable pour l'industrie française du médicament, il est totalement incompréhensible pour les entreprises, dont les centres de décision se situent à l'étranger. Ceci peut alors les décourager d'investir à moyen et, à fortiori, à long terme, en France. Compte tenu du délai de 10 à 12 ans, à compter de l'isolement ou de la synthèse d'une molécule, à sa mise sur le marché, les firmes aspirent à plus de visibilité, pour évaluer, les risques, très lourds pris par elles. Et les responsables

---

[140] « Le médicament, parlons-en ! », Conférence, octobre 2006, pIV-2

politiques, compte tenu de leur temps de présence (limité) aux affaires, ne peuvent leur apporter cette garantie[141].

- L'industrie du médicament est soumise à une fiscalité excessive, avec des prix administrés, des taxes spécifiques (la remise conventionnelle des laboratoires, les contributions sur les ventes directes, taxes sur les spécialités, les contributions assises sur le chiffre d'affaires), divers prélèvements sur ses activités (dont parfois la non- déductibilité les assimilent à de véritables amendes) ainsi que des ristournes sur le chiffre d'affaires. Ainsi, à titre d'exemple, cette taxation « *est passée de 1,8 % du CA taxable de l'industrie (spécialités remboursables et CA réalisé à l'hôpital) en 1997 à 5,2 % en 2001 pour une valeur absolue de 905 millions d'euros* »[142]. En outre, de lourdes taxes sont appliquées pour la publicité des médicaments, (ou pour la simple information médicale) appelées contributions sur les dépenses de publicité. Ce qui n'est pas sans incidence sur l'initiative et la compétitivité[143].

- La réglementation des prix est peu stimulante pour l'innovation, étant donné que, d'une part, les prix des médicaments de ville remboursés sont administrés, et que, d'autre part, si on les compare aux autres pays, les prix des produits innovants et originaux sont relativement bas en France. Une latitude sur les prix à l'occasion du lancement d'innovations[144] permettrait une dynamique de prix plus favorable à la recherche.

- De nombreux besoins médicaux restent à satisfaire.

Au-delà de ces différents aspects, il faut ajouter que la masse considérable de légalisations qui encadrent l'activité pharmaceutique en France est en constante augmentation, et est soumise à une complexité croissante des textes d'applications ! Ainsi, la liste des différentes législations est longue : « *législation relative aux essais cliniques et plus généralement à toute étude relative à la santé, législation relative à la protection du secret médical (loi informatique et liberté), législation relative aux relations financières entre professionnels de santé, experts et industriels, sophistication et opacité de la mise en oeuvre des critères d'admission au remboursement, lourdeur des conditions de partenariat en matière de recherche et de Formation Médicale Continue etc…* »[145].

---

[141] « L'industrie du médicament, un enjeu stratégique national », Rapport de l'Académie Nationale de Médecine, Louis HOLLENDER, 6 avril 2006, p5
[142] « Industrie pharmaceutique – Innovation et Economie de Secteur – Eléments de réflexion », Laboratoires internationaux de recherche, Véronique Toully - Annie Chicoye - Pascale Guioth - Vincent Zaksak, Septembre 2002, p112
[143] « L'industrie du médicament, un enjeu stratégique national », Rapport de l'Académie Nationale de Médecine, Louis HOLLENDER, 6 avril 2006, p5
[144] « L'industrie pharmaceutique en mutation », Arielle Moreau, Sophie Rémont, Nelly Weimmann, La documentation française, 2002, p152
[145] « Industrie pharmaceutique – Innovation et Economie de Secteur – Eléments de réflexion », Laboratoires internationaux de recherche, Véronique Toully - Annie Chicoye - Pascale Guioth - Vincent Zaksak, Septembre 2002, p112

De plus, il existe des domaines où la France possède un grave retard, ou est peu compétitive, à l'échelle mondiale. C'est le cas des biotechnologies, et plus précisément les biotechnologies pour la création de protéines recombinantes et l'insertion de nouvelles formes galéniques par exemple. Il faut tout de même savoir que les médicaments à base de protéines recombinantes représentent aujourd'hui près du quart du marché en oncologie, et devraient représenter la moitié du marché total du médicament en 2011[146]. Bien qu'il existe huit pôles de compétitivité en France[147], il n'existe aucune entreprise française assez importante dans le domaine des biotechnologies : les cinq premiers acteurs sont tous américains. De ce fait, si la France ne s'impose pas, elle risque de se retrouver à l'écart du paysage pharmaceutique mondial. Le défi porte désormais sur la nécessité de maintenir dans la durée ces pôles, d'assurer le financement des projets, et de développer un nouveau management de réseau[148].

Enfin, contrairement à nombre d'autres pays, l'industrie du médicament ne figure pas dans les priorités de la nation qui ne s'est jamais donné les moyens d'en faire un objectif sanitaire, social et économique : « *Notons encore que lorsqu'il s'agit de promouvoir un médicament étranger en France, les représentations diplomatiques de ces pays n'hésitent pas à monter au créneau, alors que l'inverse est rarement le cas pour le médicament français désireux de s'implanter hors de l'hexagone* »[149].

3.2. Comment se manifeste la perte de compétitivité du secteur pharmaceutique français ?

Elle se manifeste aujourd'hui par le transfert de centres de recherche vers d'autres pays, la réduction de l'activité de développement clinique ou la limitation des investissements industriels. En effet, la création de centre de recherche de l'industrie étrangère du médicament en France, a presque disparu. On perçoit même nettement un début significatif de délocalisation. Ainsi, « *Pfizer, numéro 1 mondial, ferme son centre de recherche de Fresnes au profit de celui de Sandwich situé en Grande-Bretagne, Eli Lilly, 10ème laboratoire mondial double sa production d'anticancéreux et d'insuline à Fegersheim, mais n'a aucun centre de recherche en France, Abbott, 13ème laboratoire mondial ouvre un centre de recherche en Irlande et y crée 600 emplois, Roche 8ème laboratoire mondial ouvre un centre de recherche en Allemagne, Schering à Kobé au Japon, alors que ces trois*

---

[146] « L'industrie du médicament, un enjeu stratégique national », Rapport de l'Académie Nationale de Médecine, Louis HOLLENDER, 6 avril 2006, p4
[147] http://www.2007prioritesante.com/proposition_4/index.html
[148] http://www.2007prioritesante.com/proposition_4/index.html
[149] « L'industrie du médicament, un enjeu stratégique national », Rapport de l'Académie Nationale de Médecine, Louis HOLLENDER, 6 avril 2006, p3-5

laboratoires, de même que Novartis et Astra-Zeneca, n'ont aucun centre de recherches en France »[150].

Elle se manifeste également par une dégradation de l'activité des essais cliniques dans de nombreuses disciplines. De nos jours, 40 % des essais cliniques sont faits aux Etats-Unis, et parmi les 30 % qui reviennent à l'Europe, seulement 10% concernent encore la France ! Et, entre 1995 et 2001, la France a enregistré une diminution du nombre d'essais conduits d'environ 5 % par an. « *Plus de 20 % des dossiers d'enregistrement de nouveaux médicaments ne contiennent plus une seule donnée française* »[151].

Cette situation laisse apparaître plusieurs menaces pour le futur :
- «*Une réduction de l'emploi hautement qualifié qui caractérise le secteur pharmaceutique*
- *Une réaction de l'opinion publique et du Corps médical, qui admettront de moins en moins la mise à disposition tardive, voire l'absence de mise à disposition d'innovations thérapeutiques*
- *Une position affaiblie des pouvoirs publics face à des entreprises mondiales qui n'auront bientôt plus que des intérêts commerciaux sur le territoire*
- *Une perte d'indépendance en cas de crise de santé publique (épidémie, attaque bioterroriste...)* »[152].

En conclusion, comme le souligne l'Académie Nationale de Médecine, dans un rapport qu'elle a publié en avril 2006, « *en l'absence de politique du médicament et de recherche à moyen terme, le risque est grand de n'avoir à sa disposition d'ici peu de temps, dans notre pays, que des médicaments conçus et produits hors de nos frontières, que le centre de décision soit en France ou à l'étranger, ce qui limite nos capacités de négocier leurs conditions* »[153]. Elle ajoute à cela que « *l'Union Européenne avec l'espace européen de recherche est un facteur d'avenir très important aussi bien pour la recherche publique, que pour l'industrie du médicament et pour la recherche privée. A cet effet, l'adoption par la France des recommandations du groupe européen de haut niveau du G10, ne pourrait qu'augmenter son attractivité* »[154]. Ces recommandations, nous les avons vues dans la deuxième partie de ce mémoire, en p44. La prise en compte de ces

---

[150] « L'industrie du médicament, un enjeu stratégique national », Rapport de l'Académie Nationale de Médecine, Louis HOLLENDER, 6 avril 2006, p4
[151] « L'industrie du médicament, un enjeu stratégique national », Rapport de l'Académie Nationale de Médecine, Louis HOLLENDER, 6 avril 2006, p4
[152] « Industrie pharmaceutique – Innovation et Economie de Secteur – Eléments de réflexion », Laboratoires internationaux de recherche, Véronique Toully - Annie Chicoye - Pascale Guioth - Vincent Zaksak, Septembre 2002, p18
[153] « L'industrie du médicament, un enjeu stratégique national », Rapport de l'Académie Nationale de Médecine, Louis HOLLENDER, 6 avril 2006, p4
[154] « L'industrie du médicament, un enjeu stratégique national », Rapport de l'Académie Nationale de Médecine, Louis HOLLENDER, 6 avril 2006, p6

recommandations est, en effet, capitale pour la France et pour l'Europe. La sous partie suivante permettra d'analyser comment et pourquoi la Commission Européenne a pris en compte lesdites recommandations, et comment les acteurs français du secteur réagissent à celles-ci.

IV) Les recommandations du G10 et la Commission Européenne

Au vu des 14 recommandations formulées par le G10, la Commission européenne a adopté, le 1er juillet 2003, différentes mesures destinées à relancer la compétitivité du secteur pharmaceutique européen, dans une communication intitulée « Renforcer l'industrie pharmaceutique européenne dans l'intérêt des patients – Propositions d'action». Dans cette communication, la Commission déclare s'être fixé le « *but de maintenir et de développer dans l'UE une industrie pharmaceutique dynamique et prospère en vue d'atteindre* [ses] *ambitieux objectifs économiques, sociaux et de santé publique* » [155]. Pour cela, elle affirme sa volonté de créer « *un cadre législatif solide et moderne permettant à l'ensemble des secteurs de bien fonctionner* »[156]. De ce fait, elle a proposé d'entreprendre des actions dans les domaines suivants :
- « *l'actualisation du cadre réglementaire, pour accélérer le processus d'autorisation ;*
- *l'accès aux médicaments innovants, pour mettre en place les conditions adéquates devant encourager le développement de ces médicaments et les rendre plus rapidement accessibles ;*
- *la durée des négociations concernant le remboursement et la fixation des prix et, en particulier, la nécessité d'agir au niveau national pour rendre les procédures en la matière plus transparentes et plus rapides ;*
- *la pleine concurrence pour les médicaments qui ne sont ni achetés, ni remboursés par l'État ;*
- *la mise en place d'un marché concurrentiel pour les médicaments génériques ;*
- *la mise en place d'un marché concurrentiel pour les médicaments non soumis à prescription* »[157].

---

[155] Communication de la Commission au Conseil, au Parlement européen, Comité économique et social européen et au Comité des régions, « Renforcer l'industrie pharmaceutique européenne dans l'intérêt des patients – Propositions d'actions », COM (2003) 383, 1er juillet 2003, p13

[156] Communication de la Commission au Conseil, au Parlement européen, Comité économique et social européen et au Comité des régions, « Renforcer l'industrie pharmaceutique européenne dans l'intérêt des patients – Propositions d'actions », COM (2003) 383, 1er juillet 2003, p13

[157] Communication de la Commission au Conseil, au Parlement européen, Comité économique et social européen et au Comité des régions, « Renforcer l'industrie pharmaceutique européenne dans l'intérêt des patients – Propositions d'action », COM (2003) 383, 1er juillet 2003, p13

Nous étudierons principalement trois de ces domaines, domaines que nous n'avons pas encore abordés dans ce mémoire et qui sont particulièrement importants pour l'industrie pharmaceutique, à savoir la promotion des génériques que prône l'UE, le développement du marché de l'automédication, ainsi que le développement des biotechnologies.

4.1. La promotion des génériques

La Commission Européenne, dans sa communication « Renforcer l'industrie pharmaceutique européenne dans l'intérêt des patients – Propositions d'actions », encourage le recours aux génériques au sein de l'UE. Selon elle, il s'agit d'un facteur important pour assurer la pérennité des systèmes de financement du domaine sanitaire pour l'industrie pharmaceutique puisque l'usage des médicaments peut réduire les coûts de financement pour les prestataires de soins[158]. Toutefois, elle est consciente de la nécessité de mettre en place certaines mesures incitatives stimulantes pour que l'usage de tels produits ne décourage pas, et n'empêche pas, le développement de produits innovants par les industriels !

Actuellement, l'Union Européenne est confrontée à un problème en ce qui concerne le marché des génériques. Si l'on observe ce dernier, il est globalement bien développé dans toute la zone UE. Cependant, la pénétration des génériques varie énormément en fonction des pays. Ainsi, le marché des génériques est particulièrement développé en Angleterre (18% en valeur en 2001) et en Allemagne (27%). Mais dans d'autres pays, comme la Belgique, le Portugal, la France et l'Espagne, la pénétration reste très faible (3-6%)[159]. Selon le rapport du G10, ces variations proviennent des différences de : critères et de délais de remboursement des médicaments et de fixation des prix, des pratiques de prescriptions et de distribution des médicaments ainsi que des diverses mesures incitatives en vigueur dans les divers Etats membres. Ainsi, selon une étude menée en avril 2006 par deux professeurs du Research Centre for Pharmaceutical Care and Pharmaco-economics de la Katholieke Universiteit Leuven (Belgique)[160], la pénétration des génériques est plus élevée dans les pays ayant un système de libre fixation des prix des médicaments (comme l'Allemagne, les Pays-Bas, l'Angleterre) que dans les pays où les prix sont contrôlés (tels l'Autriche, la Belgique, la France, l'Italie, le Portugal, l'Espagne). Ceci confirme ce que nous avons vu en p29 de ce mémoire lorsque nous avons abordé le TFR et les génériques. D'après cette étude, ceci tient au fait que dans

---

[158] Communication de la Commission au Conseil, au Parlement européen, Comité économique et social européen et au Comité des régions, « Renforcer l'industrie pharmaceutique européenne dans l'intérêt des patients – Propositions d'action », COM (2003) 383, 1er juillet 2003, p16
[159] Communication de la Commission au Conseil, au Parlement européen, Comité économique et social européen et au Comité des régions, « Renforcer l'industrie pharmaceutique européenne dans l'intérêt des patients », Propositions d'actions, COM (2003) 383, 1er juillet 2003, p16
[160] « Sustaining generic medicines markets in Europe », Prof. Dr. Steven SimoensSandra De Coster, Katholieke Universiteit Leuven, Research Centre for Pharmaceutical Care and Pharmaco-economics, Avril 2006, www.egagenerics.com/doc/simoens-report_2006-04.pdf

les pays où la tarification est libre, les prix des médicaments sont généralement élevés, et la différence de prix entre les princeps et les génériques est, de ce fait, plus grande, ce qui incite directement le recours aux génériques. A l'inverse, dans les pays utilisant un système d'administration des prix, ces derniers sont généralement bas ce qui ne laisse pas de créneau de rentabilité suffisant pour le développement des génériques.

C'est le cas de la France, où les médicaments génériques, définis pour la première fois en 1996 dans le Code de la santé publique, n'ont pas réussi à s'imposer tout de suite. Leur marché est resté très inférieur aux standards européens jusqu'à la fin des années 90. L'introduction de mesures incitatives par l'Etat au début des années 2000 a fait évoluer la situation et permis que les génériques représentent, en 2004, 6,6% du marché en valeur contre 0,9% en 1994, et 10,5% du marché en volume contre 1,8% dix ans plus tôt[161]. En 2005, ils représentaient 15,3% des boîtes de médicaments délivrées en officine et 8,2 % du marché des médicaments[162] :

Part des génériques au sein du marché pharmaceutique remboursable en 2005 (en valeur)

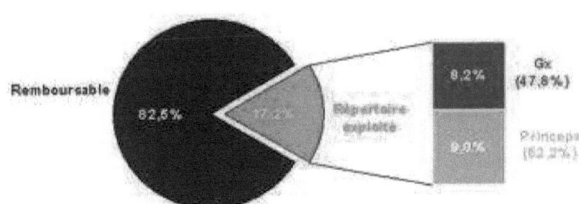

Avec une croissance annuelle de l'ordre de plus de 30 % par an en valeur depuis 2000, les médicaments génériques constituent de loin le segment le plus dynamique du marché pharmaceutique français. Les moteurs principaux de cette croissance rapide sont l'élargissement continu du champ du Répertoire à de nouveaux groupes génériques d'une part et la forte implication des pharmaciens d'officine d'autre part. Le marché des génériques en France est actuellement en phase de forte croissance, tous les éléments étant réunis pour que la concurrence augmente sur ce marché. De nombreuses molécules, importantes en termes de ventes, sont et continuent de tomber dans le domaine public (environ une quinzaine de spécialités sont tombées dans le domaine public

---

[161] « Soutenir les génériques et réduire les dépenses de santé », 31 mai 2006, http://www.avenirdelasante.fr/site/archives/2006/05/index.htm
[162] http://www.sandoz.fr/site/fr/Les_medicaments_Generiques/Le_marche_medicament_generique/content.shtml

en 2006, et une dizaine tomberont en 2007 et 2008)[163]. De ce fait, en raison de l'effet mécanique de l'élargissement du champ des produits génér icables, il est prévu que le marché augmente de plus de 60 % en valeur d'ici fin 2007, passant de 1,4 milliard d'euros en 2005 à 2,5 milliards[164], et selon IMS Health, le marché des génériques devrait augmenter de 5,4 milliards d'euros entre 2005 et 2010[165]. Toutefois, le contexte actuel rend incertaines les perspectives de croissance : les mesures réglementaires prises par les pouvoirs publics en 2005, telles des déremboursement, une augmentation du nombre de groupes génériques sous TFR, ainsi que des baisses de prix, pourraient freiner la croissance du marché en France, alors même que l'UE incite les Etats membres à la promouvoir ! Selon une étude Eurostaf réalisée en 2006 concernant les perspectives du marché des génériques, ces mesures « *risquent de démobiliser une partie du réseau officinal, à l'heure où par ailleurs, les laboratoires de princeps mettent en place des politiques commerciales de plus en plus agressives à l'officine pour défendre les positions de leurs produits* [ex : alignement des prix des princeps soumis à TFR sur celui-ci] *et accroître leurs ventes directes* »[166].

Consciente des conséquences que pourraient avoir les différentes politiques nationales, telles celle de la France, sur la compétitivité du marché européen des génériques, la Commission a formulé une série de « Key actions » pour remédier à ce problème :

- « *Introduction d'une disposition de type «Bolar» autorisant la réalisation d'essais pour le développement de médicaments génériques (et prévoyant les exigences pratiques qui en découlent) avant l'expiration de la période de protection par brevet afin de ne pas retarder leur mise sur le marché au-delà de l'échéance du brevet.*
- *Du fait de l'accord politique au Conseil, possibilité de déposer une demande d'autorisation de mise sur le marché pour un médicament générique et de l'obtenir au cours des deux dernières années de la période de protection des données du médicament de référence et ce, pour tous les produits, sauf ceux qui relèvent de la procédure centralisée obligatoire. Il sera ainsi possible que ces médicaments soient lancés sur le marché directement après l'expiration des dix années de protection des données.*
- *Élaborer une définition plus claire des médicaments génériques au niveau communautaire.*

---

[163] « Les perspectives du marché des médicaments génériques en France à l'horizon 2010 », Etude Eurostaf, Volume 1, Analyses et conclusions, Collection Perspectives stratégiques et financières, septembre 2006, p 28
[164] « Les perspectives du marché des médicaments génériques en France à l'horizon 2010 », Etude Eurostaf,, septembre 2006,
http://www.eurostaf.fr/cms/impression_page.htm?page_id=3&gab_id=9&URL_BIZY=marche_medicaments_generiques/impression&
[165] « Les perspectives du marché des médicaments génériques en France à l'horizon 2010 », Etude Eurostaf, Volume 1, Analyses et conclusions, Collection Perspectives stratégiques et financières, septembre 2006, p 29
[166] « Les perspectives du marché des médicaments génériques en France à l'horizon 2010 », Etude Eurostaf,, septembre 2006,
http://www.eurostaf.fr/cms/impression_page.htm?page_id=3&gab_id=9&URL_BIZY=marche_medicaments_generiques/impression&

- *Assurer une plus grande souplesse pour que les fabricants de médicaments génériques puissent en commercialiser dans des États membres où le médicament de référence n'est pas proposé sur le marché.*
- *S'attaquer au problème des médicaments similaires sur le plan biologique en autorisant la fabrication de copies de ces produits et par la mise en place d'un cadre réglementaire plus clair »*[167].

Il faut toutefois préciser que cette promotion des génériques en Europe aura des conséquences variées sur l'industrie pharmaceutique. En effet, les laboratoires de princeps devront redéfinir leur stratégie pour pouvoir continuer à être compétitifs, puisque les laboratoires voient leurs marges commerciales quasiment anéanties avec les génériques. Ainsi, selon une étude Eurostaf[168], la montée en puissance des génériques est en train de dessiner une nouvelle segmentation du marché pharmaceutique :

- D'un côté, il y a les classes thérapeutiques[169] au sein desquelles la part des génériques devient importante voire dominante, ce qui conduit les laboratoires « innovants » à s'en désengager. Ces classes ne seront plus couvertes que par les laboratoires de génériques, puisque pour les laboratoires innovants, lancer un nouveau médicament breveté (à un coût de traitement très élevé) dans ces classes, alors que des alternatives génériques fiables et efficaces existent, n'est plus rentable.
- D'un autre côté, nous avons les classes[170] où l'innovation est encore possible et peut être rémunérée par des prix de vente élevés. C'est sur ces classes que les laboratoires innovants tendront à se reporter. Les produits de biotechnologies appartiennent à ces classes.

En ce qui concerne la France, cette politique de développement des génériques ne pourra avoir des conséquences positives sur l'industrie que si l'Etat est capable de mettre en place une politique du médicament qui soit en accord avec les besoins des industriels. Ainsi, si l'avenir des laboratoires innovants passe par le développement des biotechnologies, il est important que les pouvoirs publics soutiennent et aident l'industrie du médicament dans ce sens. Nous verrons, dans le point 4.3 de cette partie, en p64 de ce mémoire, que c'est d'ailleurs ce que réclament les Entreprises de Médicaments (le LEEM).

---

[167] Communication de la Commission au Conseil, au Parlement européen, Comité économique et social européen et au Comité des régions, « Renforcer l'industrie pharmaceutique européenne dans l'intérêt des patients », Propositions d'actions, COM (2003) 383, 1er juillet 2003, p18
[168] « Les perspectives du marché des médicaments génériques en France à l'horizon 2010 », Etude Eurostaf,, septembre 2006, p135
[169] Ces classes sont par exemple les antibiotiques, les anti-inflammatoires, les antihypertenseurs, les antidépresseurs, les spécialités contre la douleur, les pilules contraceptives... (Source : « Les perspectives du marché des médicaments génériques en France à l'horizon 2010 », Etude Eurostaf,, septembre 2006, p135)
[170] Ces classes sont par exemple les anticancéreux, les traitements des maladies rares...

4.2. Le développement de l'automédication

Les médicaments non soumis à prescription, ou d'automédication, sont des médicaments qui peuvent être obtenus sans ordonnance médicale, pour des pathologies bénignes et facilement diagnosticables par le patient. Ils sont habituellement vendus en pharmacie mais, dans certains pays européens, certains médicaments de ce genre peuvent être achetés dans des magasins de détail non spécialisés. Il faut savoir que ce marché représente près de 20 % de l'ensemble du marché pharmaceutique en Europe[171]. Ici encore, des différences de développement de ce marché existent au sein de l'UE : alors que l'automédication représente 15,1% du marché total du médicament en ville, en Espagne, par exemple, ou 14% en Allemagne, en France, elle n'en représente qu'un peu moins de 7% ! Et, si la France est le 2ème pays d'Europe par sa population, elle n'occupe le 4ème rang en ce qui concerne la consommation de médicaments d'automédication. Pour la Commission européenne, il est, de même que pour les génériques, très important, tant pour les patients, que pour l'Etat et les fabricants eux-mêmes, que le marché de l'automédication s'accroisse, et ce, de manière uniforme.

En ce qui concerne la France, le marché de l'automédication est composé de médicaments vendus exclusivement en officine (possédant une AMM délivrée par l'AFSSAPS, après avis de la commission d'experts garantissant l'efficacité, la sécurité et l'innocuité des médicaments autorisés). Les substances qui rentrent dans la composition d'un médicament d'automédication doivent présenter certaines caractéristiques qui garantissent l'utilisation de celui-ci en toute sécurité :
- « *substance depuis longtemps sur le marché, n'ayant pas entraîné d'effets secondaires fréquents ou graves,*
- *substance dont la dose efficace est très inférieure à la dose toxique,*
- *substance interférant peu avec d'autres médicaments* »[172].

Le marché de l'automédication est très intéressant pour l'industrie pharmaceutique et son avenir, pour plusieurs raisons. Ici, le client final est le consommateur (et non plus le médecin, comme pour les autres médicaments). Bien que les coûts de ces médicaments soient imputés aux consommateurs, ces derniers y trouvent leur intérêt en raison de la plus grande disponibilité des médicaments, qu'ils peuvent obtenir sans avoir dû consulter un médecin au préalable. Ceci représente des gains de temps non négligeables, tant pour les consommateurs, que pour le corps médical. Et pour que les patients connaissent les médicaments dont ils peuvent disposer, les médicaments d'automédication peuvent faire l'objet de communication auprès du Grand Public (après avis d'une commission d'experts

---

[171] Communication de la Commission au Conseil, au Parlement européen, Comité économique et social européen et au Comité des régions, « Renforcer l'industrie pharmaceutique européenne dans l'intérêt des patients », Propositions d'actions, COM (2003) 383, 1er juillet 2003, p18
[172] http://www.leem.org/htm/themes/article.asp?id_article=437

de l'AFSSAPS). Les laboratoires ont donc la possibilité, avec ce type de médicaments, de communiquer directement sur leurs produits auprès du consommateur, sans devoir passer par l'intermédiaire du médecin, ce qui engendre un moindre coût en terme de promotion, tout en touchant un public beaucoup plus large. De plus, il faut savoir que les prix des médicaments d'automédication sont libres (avec une TVA est de 5,5%) ce qui constitue une marge de manœuvre intéressante pour les industriels, bien que l'on ait constaté une certaine stabilité des prix en France (le prix public moyen des médicaments d'automédication est passé de 4,53 euros en 2005 à 4,54 euros en 2006[173]). Ainsi, le développement de ce marché pourrait permettre aux laboratoires d'accroître leur chiffre d'affaires par l'augmentation du volume de leurs ventes (l'accès de ces médicaments est plus facile pour les patients puisqu'ils peuvent les acheter sans devoir passer par un médecin), ainsi que par les prix de vente de leur produit (tout en restant bien sûr raisonnable).

Malgré les avantages de l'automédication pour l'industrie pharmaceutique, « *la France est le seul pays développé où l'automédication régresse* »[174] ce qui a conduit le Gouvernement, en avril 2006, à promouvoir des « actions en faveur de l'automédication » préparées par le LEEM et l'AFIPA[175]. Selon l'AFIPA, elle a représenté en 2005, en France, 1,6 milliard d'euros, soit 6% des achats de médicament à la pharmacie et 351 millions de boîtes vendues, soit 12% des boîtes vendues en pharmacies[176]. L'absence de dynamisme de ce marché jusqu'ici peut s'expliquer par une réglementation trop contraignante, surtout en ce qui concerne la publicité destinée au public, les autres pays européens ayant déjà partiellement libéré ce secteur dans le cadre la construction du marché unique, et ce, sans préjudice pour la santé publique. Néanmoins, on peut dire qu'en 2006, le marché français de l'automédication a enfin renoué avec la croissance : + 8,4%[177] en volume.

Dans sa communication, la Commission européenne précise que « *l'automédication ne peut être un succès que si la confiance à la fois des patients et des professionnels de la santé est maintenue* ». Conformément au cadre réglementaire actuel, les médicaments ne peuvent être reclassés, comme non soumis à prescription, que s'ils peuvent être délivrés en toute sécurité sans surveillance médicale. Le problème est que, là encore, il existe des différences entre les États membres en ce qui concerne les médicaments classés comme médicament d'automédication. La Commission entend donc veiller à une plus grande cohérence des décisions de classement au sein de l'UE, dans le respect des principes régissant le marché unique. Le rapport du groupe «G10 Médicaments» reproche par ailleurs l'imposition aux laboratoires de l'utilisation de marques de commerce pour les médicaments reclassés comme médicaments d'automédication. En effet, la création d'une nouvelle

---

[173] « Automédication 2006, Les chiffres clés du marché », AFIPA, Communiqué de Presse du 16 février 2007
[174] http://www.leem.org/htm/themes/article.asp?id_article=437
[175] Association Française de l'Industrie Pharmaceutique pour une Automédication responsable
[176] http://www.leem.org/htm/themes/article.asp?id_article=437
[177] Chiffres IMS Health Automédication 2006

marque pour un médicament en délivrance libre est très coûteuse. Ceci risque de décourager les industriels à demander le classement comme produit d'automédication. L'utilisation de la même marque, pour les médicaments de prescription et les médicaments reclassés comme produit d'automédication, devrait être autorisée si les États membres sont certains qu'il n'y a aucun risque pour la santé publique.

Ainsi, comme pour les génériques, la Commission européenne a établi une série de mesures à mettre en place pour favoriser un marché de l'automédication plus uniforme au sein de l'UE :
- *« Prévoir une année d'exclusivité pour les données cliniques ou précliniques significatives jointes à l'appui d'une demande de reclassement d'un médicament en tant que produit non soumis à prescription.*
- *Veiller à une plus grande cohérence des décisions de classement prises par les États membres, dans le respect des principes régissant le marché unique*
- *Pour les États membres : autoriser l'utilisation de la même marque de commerce après le reclassement lorsque cela ne présente aucun risque pour la santé publique »*[178].

4.3. La révolution des biotechnologies

Lors de ses recommandations, le G10 a relevé que « *l'absence d'une large collaboration scientifique entre les États membres de même qu'entre les secteurs de recherche financés par le privé et ceux financés par les pouvoirs publics constitue le principal obstacle empêchant que l'Europe devienne un pôle de recherche et d'innovation plus dynamique. Le groupe préconise d'y remédier en créant des instituts de santé virtuels européens, ainsi qu'en soutenant davantage les essais cliniques et en favorisant le développement des médicaments pédiatriques et orphelins. L'achèvement du marché unique constituerait, par le recours accru aux mécanismes du marché, une étape importante dans le processus devant faire de l'Europe le pôle le plus attractif pour la R&D* »[179]. De plus, l'UE s'est rendu compte d'un sérieux problème : « *la fragmentation des systèmes de recherche européens réduit la capacité de l'Europe à rivaliser avec les États-Unis en termes de mise en place, d'organisation et de maintien de procédés innovants, ce qui non seulement freine l'effort de recherche dans l'UE, mais aussi entraîne la «fuite» de scientifiques européens très qualifiés* »[180]. Elle s'est donc engagé, à travers de la communication du 1ᵉʳ juillet 2003, à mettre en place diverses

---
[178] Communication de la Commission au Conseil, au Parlement européen, Comité économique et social européen et au Comité des régions, « Renforcer l'industrie pharmaceutique européenne dans l'intérêt des patients », Propositions d'actions, COM (2003) 383, 1ᵉʳ juillet 2003, p19

[179] Communication de la Commission au Conseil, au Parlement européen, Comité économique et social européen et au Comité des régions, « Renforcer l'industrie pharmaceutique européenne dans l'intérêt des patients », Propositions d'actions, COM (2003) 383, 1ᵉʳ juillet 2003, p20

[180] Communication de la Commission au Conseil, au Parlement européen, Comité économique et social européen et au Comité des régions, « Renforcer l'industrie pharmaceutique européenne dans l'intérêt des patients », Propositions d'actions, COM (2003) 383, 1ᵉʳ juillet 2003, p19

mesures pour renforcer sa base scientifique. Une des ces mesures concerne les biotechnologies, élément fondamental pour la pérennité de l'industrie pharmaceutique. Mais que sont les biotechnologies ?

Elles peuvent se définir comme « *l'ensemble des techniques issues principalement des sciences de la vie et qui utilisent des organismes vivants* [tissus, cellules, protéines…] *ou leurs composants cellulaires* [gènes, enzymes…], *recombinés ou non, pour produire des biens ou des services pour la recherche et l'industrie. C'est un domaine transversal trouvant ses applications principales dans divers secteurs tels que la santé, l'agronomie, l'alimentation, la chimie, l'énergie et l'environnement* »[181]. Il faut savoir que de nos jours, 80 % des sociétés de biotechnologies se situent dans le domaine de la santé.

La Commission européenne, dans sa communication, a précisé que pour que avoir un secteur pharmaceutique sain et en croissance, celui-ci aura besoin d'un effort conséquent de la part de l'Europe dans le domaine des biotechnologies[182]. Le président de l'association européenne pour les bioindustries « EuropaBio » a même ajouté concernant cette communication :

« *The report recognises that biotechnology is essential to the competitiveness of the pharmaceutical industry and indeed the whole health care industry in Europe and must be fostered. Put simply, pharmaceutical competitiveness will not happen without biotechnology competitiveness* »[183].

Les biotechnologies constituent bien l'avenir du secteur pharmaceutique. « *L'apport des biotechnologies dans la recherche thérapeutique a déjà contribué à la mise à disposition de nombreux médicaments et vaccins et a permis de sauver ou d'améliorer des dizaines de milliers de vies humaines* »[184]. Les biotechnologies, produits à forte croissance de chiffre d'affaires[185], permettent la mise au point de médicaments innovants pouvant lutter contre les maladies graves (cancers, maladies auto-immunes, maladies rares, etc…). Le champ d'application de ces recherches est immense et représente un potentiel de croissance important pour l'industrie. Il convient d'ajouter que plus de 20% des nouveaux médicaments commercialisés dans le monde découlent de la biotechnologie, et plus de 80% des molécules en cours de développement sont

---

[181] « L'avenir appartient aux Biotechnologies », 1er juillet 2005, http://www.avenirdelasante.fr/site/archives/2005/07/lavenir_apparti.php.htm
[182] « *A healthy and growing pharmaceutical sector will require a strong European effort in the field of biotechnology* » (Source: « Pharmaceutical growth and competitiveness will not happen without biotech », 11 juillet 2003, www.europabio.be/articles/article_204_EN.doc)
[183] « Pharmaceutical growth and competitiveness will not happen without biotech », 11 juillet 2003, www.europabio.be/articles/article_204_EN.doc
[184] http://www.leem.org/htm/themes/dossier.asp?id_dossier=101
[185] « L'avenir appartient aux Biotechnologies », 1er juillet 2005, http://www.avenirdelasante.fr/site/archives/2005/07/lavenir_apparti.php.htm

dérivées des biotechnologies ou utilisent des outils de biotechnologie[186]. De plus, si l'on considère l'exemple de la France, « *pour les seuls domaines médical et industriel, le marché potentiel mondial des biotechnologies à l'horizon 2010 a été évalué à plus de 2.000 milliards d'euros (soit environ deux fois le PIB de la France)* »[187]. Enfin, l'association européenne pour les bioindustries interpelle fortement la Commission européenne : selon elle, les entreprises pharmaceutiques ne se développeront que là où la recherche biotechnologique sera forte et dynamique[188] !

Malgré tout ceci, la France est en retard dans ce domaine, avec des sociétés de biotechnologies qui sont beaucoup moins développées en France qu'aux USA où l'industrie biotechnologique a vingt ans d'avance sur la France. Sur les 300 biomolécules faisant l'objet d'essais cliniques en phase III dans le monde, 80% sont développées par des laboratoires américains aux Etats-Unis, 53 produits sont actuellement recensés pour l'Europe, dont 23 pour le Royaume-Uni, 11 pour la Suisse et un seul pour la France (« La place des biotechnologies en France et en Europe, rapport de Jean-Yves Le Déaut, Office parlementaire d'évaluation des choix scientifiques et technologiques, 2004). Comme il a déjà été vu, bien que la France soit dotée de huit pôles de compétitivité[189], aucune entreprise française n'est encore assez importante dans le domaine des biotechnologies.

Ainsi, le vif soutien formulé par le groupe «G10 Médicaments» aux biotechnologies est grandement justifié et est largement appuyé par la Commission. En 2003, elle s'est engagée à mettre en place un plan d'action en la matière, destiné à « exploiter le potentiel de la biotechnologie en Europe et à assurer une gouvernance responsable de ce processus »[190]. Les deux mesures dont il faut se rappeler, car elles sont déterminantes pour l'industrie pharmaceutique européenne, sont :
- La nécessité de transposition rapide par tous les États membres de la directive relative à la protection juridique des inventions biotechnologiques (98/44/CE). A ce jour, comme nous l'avons appris danse mémoire, tous les Etats ont transposé cette directive. Toutefois, la

---

[186] « Pharmaceutical growth and competitiveness will not happen without biotech », 11 juillet 2003, www.europabio.be/articles/article_204_EN.doc
[187] Rapport du Sénat (n°30 - Session ordinaire de 2004-2005), fait au nom de la commission des Affaires économiques et du Plan sur le projet de loi relatif à la protection des inventions biotechnologiques, Par le Sénateur Jean BIZET, p4
[188] « Pharmaceutical companies will develop where there is a strong biotechnology research base and a dynamic biotech business community. Europe must provide an attractive environment for its biotechnology industry and prevent losses of companies, scientists and investors' money to other regions » (Source: « Pharmaceutical growth and competitiveness will not happen without biotech », 11 juillet 2003, www.europabio.be/articles/article_204_EN.doc)
[189] http://www.2007prioritesante.com/proposition_4/index.html
[190] Communication de la Commission au Conseil, au Parlement européen, Comité économique et social européen et au Comité des régions, « Renforcer l'industrie pharmaceutique européenne dans l'intérêt des patients », Propositions d'actions, COM (2003) 383, 1er juillet 2003, p21

transposition tardive de cette directive (les dernières transpositions datent de 2006 ![191]) a été la cause du retard continue de l'Europe dans ce domaine ;
- La volonté d'adoption de la réglementation relative au brevet communautaire (là encore, la lenteur de l'adoption freine l'UE, comme il a été déjà précisé en p36).

Cette volonté de développer les biotechnologies est également grandement affirmée par les entreprises françaises du médicament. C'est ainsi que début 2004, le LEEM a créé un Comité Biotechnologies de santé, visant essentiellement à encourager le développement des biotechnologies de santé en France et à en fédérer les acteurs. Et, en 2007, il a créé un « blog 2007 priorité santé », à travers lequel il a exposé 10 propositions à l'Etat pour la santé en France :

1. *« Bâtir des programmes nationaux ambitieux sur les grands enjeux de santé*
2. *Donner à notre pays des ressources à la hauteur de nos objectifs de santé*
3. *Se doter d'un observatoire national de la Santé pour disposer de sources indépendantes et exhaustives*
4. *Participer au développement des projets des pôles de compétitivité français dans les Sciences de la vie*
5. *Accroître les initiatives pour renforcer la compétitivité de la recherche clinique dans les hôpitaux*
6. *Etre un acteur impliqué dans les nécessaires synergies de l'Europe de la recherche*
7. *Permettre un accès rapide des patients à l'innovation*
8. *Assurer le financement de la recherche et du progrès thérapeutique en rémunérant les innovations*
9. *Définir l'attractivité et la compétitivité de la France au plus haut niveau de l'Etat*
10. *Assurer la lisibilité et la cohérence de la gouvernance du médicament »*[192].

Ces propositions devront désormais être discutées avec le nouveau président élu, pour pouvoir engager un plan d'action global, soutenu par un effort financier et pour pouvoir entamer la collaboration entre recherche publique et privée que réclame l'industrie pharmaceutique[193].

---

[191] « La protection par brevet des inventions biotechnologiques – Champ d'application et difficultés de transposition », European Commission, Internal Market & Services DG, Jean-Philippe MULLER, 29-30 mai 2006
[192] http://www.2007prioritesante.com/
[193] http://www.2007prioritesante.com/proposition_4/index.html

V) « Le développement d'une Europe du médicament a, et aura, des conséquences positives sur l'industrie pharmaceutique française et, à terme, sur l'économie française » : une hypothèse qui se vérifie ?

Il n'existe, à ce jour, aucun article ni document écrit qui confirme de manière explicite cette hypothèse. Cependant, si l'on considère que la France a perdu de son attractivité entre autre, comme nous l'avons vu, à cause de la lourdeur administrative du système permettant l'accès au marché des médicaments, de la fiscalité excessive portée sur les industriels, et des diverses politiques de maîtrise de santé en parfait décalage avec les industriels, une harmonisation réglementaire européenne permettrait de remédier à ces problèmes. Ainsi, la France serait forcée, d'une part, d'adopter certaines mesures qui fonctionnent dans les autres pays européens et qui les rendent attractifs (par exemple la tarification libre en Allemagne et en Angleterre), et d'autre part, d'adapter ses politiques de maîtrise des dépenses à la volonté de l'UE, ainsi que de réduire certaines taxes. Il est facilement possible de déduire que le développement de l'Europe du médicament a déjà eu des conséquences positives : les différentes procédures d'enregistrement européennes ont facilité la tâche aux industriels pour ce qui est de l'accès des médicaments au marché. On peut supposer qu'elle aura des conséquences positives si :

- elle permet de meilleures conditions d'accès au marché des médicaments (réduction des délais et réglementation plus souple des conditions de remboursement et de fixation de prix);
- elle permet l'adoption d'une politique de prix plus favorable à l'innovation (plus de latitude sur les prix à l'occasion du lancement d'innovations);
- elle exerce une certaine influence sur les différentes politiques de maîtrise des dépenses de santé;
- et si les mesures prises par l'UE apportent un soutien au développement des biotechnolgies.

CONCLUSION

A travers ce mémoire, nous avons tenté de répondre à la problématique initialement posée dans l'introduction, à savoir : « Quel est l'impact des politiques communautaires du médicament sur l'industrie pharmaceutique européenne, et plus particulièrement sur l'industrie pharmaceutique française, étant donnée la situation de crise que connaît le secteur ? ». Pour y répondre, il convient de rappeler que nous avions formulé deux hypothèses : le développement d'une Europe du médicament est nécessaire pour relancer la compétitivité du secteur pharmaceutique européen, et le développement d'une Europe du médicament a, et aura, des conséquences positives sur l'industrie pharmaceutique française.

L'analyse du secteur européen et français dans la première partie, nous a appris que l'industrie pharmaceutique (tant européenne que française) est source de prospérité et constitue un pilier de l'économie. Il est par ailleurs un moteur essentiel de l'amélioration de la santé publique. Nous avons vu qu'il s'agissait d'un secteur particulier et soumis à de nombreuses réglementations, pas toujours favorable à l'activité des laboratoires. Cette partie nous a de plus permis de découvrir l'impact des décisions de l'Etat français sur cette industrie, et la situation problématique que cette dernière traverse depuis quelques années, spécialement en France. Toutefois, les apports réels de ce mémoire peuvent se constater dans nos deuxième et troisième parties.

En effet, la deuxième partie a permis de mettre en relation la création, puis le développement, de l'Europe du médicament avec la compétitivité du secteur pharmaceutique européen. Ceci afin de répondre à la première hypothèse. Après étude des différentes législations et instances en vigueur, nous avons découvert qu'elles avaient de réels impacts sur l'activité des laboratoires. Cette dernière a été favorisée lorsque l'harmonisation des politiques nationales a été effectuée dans certains domaines. A l'inverse, la persistance de divergences desdites politiques dans d'autres domaines, a constitué une entrave à la compétitivité du secteur en Europe. Ainsi, notre première hypothèse s'est vérifiée complètement. Il ne tient donc qu'à l'UE de relancer la compétitivité de son industrie, puisque ses actions, jusque-là, ont commencé à porter leur fruit. Et les problèmes de compétitivité que l'industrie pharmaceutique européenne connaît actuellement proviennent de ce manque d'harmonisation entre les Etats membres, dans des domaines réglementaires particuliers.

Dans la troisième partie, nous avons expliqué pourquoi une politique européenne en matière pharmaceutique est fondamentale pour l'industrie du médicament française. En effet, en analysant la situation de la France, elle est apparue peu favorable aux investissements industriels dans le domaine de la santé, et souffre actuellement d'une perte de l'attractivité de son secteur (en dépit de sa position de quatrième marché mondial et de premier exportateur pharmaceutique européen) du fait notamment de la lourdeur administrative d'accès au marché des médicaments, d'une politique de prix défavorable à l'innovation et des taxes auxquelles les entreprises sont soumises. Par ailleurs, nous avons pu déduire que les mesures adoptées par l'UE pour relancer la compétitivité de son industrie du médicament ont été, et seraient, bénéfiques pour le secteur pharmaceutique français. Notre seconde hypothèse s'avère donc également exacte, bien que celle-ci ne soit pas explicitement vérifiée par un support documentaire.

Pour répondre à la problématique, l'impact des politiques communautaires sur l'industrie pharmaceutique européenne, et française, est réel. Des politiques qui, comme nous l'avons démontré tout au long de ce mémoire, ont eu des impacts positifs sur cette industrie. Mais ce n'est pas suffisant : si l'UE veut redevenir compétitive face aux Etats-Unis, et sortir de la situation de ralentissement de croissance dans laquelle elle se trouve, il est impératif qu'elle harmonise au mieux les différentes législations et systèmes de réglementations en vigueur dans les Etats membres. De plus, l'espoir est loin d'être perdu. La croissance de l'industrie pharmaceutique devrait être « boostée » dans les années à venir par divers facteurs tels que le vieillissement de la population, la croissance démographique, l'explosion des maladies de civilisation (SIDA, Cancer, Obésité…), les impératifs de prise en charge des maladies rares ou émergentes ainsi que le progrès technologique, avec l'essor des biotechnologies.

Il est cependant possible de constater différentes limites au présent mémoire. Dans un premier temps, la plus grande limite qui s'est imposée est le manque d'informations professionnelles concernant l'industrie pharmaceutique. Ainsi, de nombreux documents et études réalisés par les sociétés d'études du secteur, qui auraient été considérablement utiles à la rédaction de ce mémoire, étaient payants, ce qui a pu restreindre l'analyse.

La deuxième limite existante concerne la deuxième hypothèse. Elle découle d'une part de la précédente, et d'autre part, de la formulation même de cette hypothèse qui est une projection dans l'avenir. En effet, nous avons pu déduire que le développement d'une Europe du médicament a, et aura, des conséquences positives sur l'industrie pharmaceutique française. Toutefois, en raison d'un manque d'information sur ce thème, il nous est impossible de définir ces conséquences positives et de les quantifier.

Dans un troisième temps, une autre limite constatée est l'amplitude du thème. Il s'agit d'un thème très vaste, qui implique des restrictions de champ d'études, générant une possible altération de la vision et de l'explication de certains phénomènes.

La rédaction de ce mémoire a également été limitée par la technicité du thème choisi. L'industrie pharmaceutique est, comme nous l'avons plusieurs fois précisé, un secteur très particulier, dont les aspects techniques rendent parfois compliquée sa compréhension. De ce fait, nous n'avons pas pu rentrer dans le détail de certaines législations, réglementations ou spécificités propres au secteur.

Enfin, l'actualité du sujet a fait que nous ne puissions développer certains aspects. C'est le cas des 10 propositions que le LEEM a émises en direction du prochain président de France et qui restent en suspens. Nous pouvons préciser qu'à travers ces propositions, le LEEM offre une nouvelle vision de la santé en France. La question qu'il pose est alors la suivante : la santé est-elle une charge ou une chance ? Il propose au nouveau gouvernement d'adopter un point de vue tout à fait différent. Ainsi, au lieu de la restreindre par des politiques de maîtrise des dépenses de santé, il s'agirait désormais de savoir comment financer la croissance des dépenses de santé. La situation de l'industrie pharmaceutique française dépendra alors des mesures mises en place lors des cinq prochaines années.

BIBLIOGRAPHIE

Ouvrages

- BAIL Jean-Noël « Décision et évaluation médico-économique du médicament en Europe », John Libbey Eurotext, Février 2004
- JUES Jean-Paul, « L'industrie pharmaceutique », Que sais-je ?, 1998
- HAURAY Boris « L'Europe du médicament – Politique – Expertise – Intérêts privés », Sciences Po Les Presses, 2006
- MOREAU Arielle, REMONT Sophie, WEIMMANN Nelly, « L'industrie pharmaceutique en mutation », La documentation française, 2002
- PIGNARRE Philippe, « Le grand secret de l'industrie pharmaceutique », La Découverte, 2004

Sites Internet

- « Le médicament, parlons-en ! », Conférence, octobre 2006, http://www.leem.org/htm-media/article/article.asp?id_categorie=2&id_article=702#tele
- « Enjeux et impacts d'une mesure ministérielle dans l'industrie pharmaceutique : le tarif forfétaire de responsabilité », Lucie LEOTOING, 8 décembre 2003, http://ispb.univ-lyon1.fr/theses/these_integ/de%20leotoing/Th%E8se%20TFR%20Lucie%20de%20L%E9otoing.pdf
- « Une stratégie européenne pour l'innovation et la compétitivité de l'industrie pharmaceutique », Anne-Lise Berthier, www.pharmceutiques.com, article 746, Juin 2005
- « Bilan 2005 et perspectives 2006, inquiétudes de l'industrie », Débat Avenir de la Santé, 20 juillet 2006,
  http://www.avenirdelasante.fr/site/archives/2006/07/bilan_2005_et_p.php.htm
- « Une gestion duale de l'innovation pharmaceutique : pour une politique cohérente du médicament ?», Céline Martin Soulas, mai 2004, http://crereg.eco.univ-rennes1.fr/afse/TEXTES-PAR-SESS/F2/MATRIN-SOULAS.C.79.pdf
- « Orientations budgétaires de l'assurance maladie pour 2007», Débat Avenir de la Santé, 05 juillet 2006,
  http://www.avenirdelasante.fr/site/archives/2006/07/orientations_bu.php.htm
- « Perspectives IMS 2006-2010 : La France dans une mutation à risque », 17 mars 2006, http://www.avenirdelasante.fr/site/archives/2006/03/perspectives_im.php.htm
- « L'assurance-maladie en Europe. Etude comparée », Philippe Garabiol, www.robert-schuman.org
- « La formation d'une Europe du médicament par transformation conjointe », Boris Hauray, Philippe Urfalino, VIIe Congrès de l'Association Française de Science Politique, Septembre 2002,
  http://www.afsp.msh-paris.fr/archives/congreslille/pdflille/tr5haurayurfalino.pdf
- « Industrie pharmaceutique – Innovation et Economie de Secteur – Eléments de réflexion », Laboratoires internationaux de recherche, Véronique Toully - Annie Chicoye - Pascale Guioth - Vincent Zaksak, Septembre 2002, http://www.lir.asso.fr/pdf/RegAu1.pdf
- « La justice européenne encadre le commerce parallèle des médicaments », Yves Mamou, Le Monde, le 29 avril 2007, http://www.lemonde.fr/web/article/0,1-0@2-3234,36-903172@51-878340,0.html
- « La Commission prône une industrie pharmaceutique européenne plus forte au bénéfice du patient », 1er juillet 2003,
  http://ec.europa.eu/enterprise/phabiocom/docs/commpressrel20030701_fr.pdf

- « L'avenir appartient aux Biotechnologies », 1er juillet 2005, http://www.avenirdelasante.fr/site/archives/2005/07/lavenir_apparti.php.htm
- « Soutenir les génériques et réduire les dépenses de santé », 31 mai 2006, http://www.avenirdelasante.fr/site/archives/2006/05/index.htm
- « Sustaining generic medicines markets in Europe », Prof. Dr. Steven SimoensSandra De Coster, Katholieke Universiteit Leuven, Research Centre for Pharmaceutical Care and Pharmaco-economics, Avril 2006, www.egagenerics.com/doc/simoens-report_2006-04.pdf
- « Les perspectives du marché des médicaments génériques en France à l'horizon 2010 », Etude Eurostaf,, septembre 2006, http://www.eurostaf.fr/cms/impression_page.htm?page_id=3&gab_id=9&URL_BIZY=marche_medicaments_generiques/impression&
- « Pharmaceutical growth and competitiveness will not happen without biotech », 11 juillet 2003, www.europabio.be/articles/article_204_EN.doc
- « L'avenir appartient aux Biotechnologies », 1er juillet 2005, http://www.avenirdelasante.fr/site/archives/2005/07/lavenir_apparti.php.htm
- « La protection par brevet des inventions biotechnologiques – Champ d'application et difficultés de transposition », European Commission, Internal Market & Services DG, Jean-Philippe MULLER, 29-30 mai 2006, http://www.era.int/web/de/resources/5_2341_2679_file_en.3670.pdf

- http://www.anmv.afssa.fr
- http://www.arcat-sante.org
- http://www.avenirdelasante.fr
- http://www.dicodunet.com
- http://www.egagenerics.co
- http://www.euractiv.com
- http://www.europabio.be
- http://ec.europa.eu
- http://www.eurostaf.fr
- http://www.financespubliques.com
- http://ispb.univ-lyon1.fr
- http://www.leem.org
- http://www.lemonde.fr
- http://pharmacos.eudra.org
- http://www.pharmceutiques.com
- http://www.2007prioritesante.com
- http://www.robert-schuman.orgg
- http://www.sandoz.fr
- http://www.sg.cnrs.fr
- http://www.snmkr.fr
- http://www.urcam.assurance-maladie.fr
- http://www.vie-publique.fr
- http://www.wto.org

Articles scientifiques

- ABECASSIS Philippe, COUTINET Nathalie, « Industrie Pharmaceutique : Les conditions d'un nouveau paradigme technologique », Pharmaceutique, 2005
- HOULTON Sarah, « Please Come Back – Health authorities in Europe are working hard to reestablish their countries as preferred locations for pharma's R&D facilities. Fortunately, they've got a blueprint: China », Pharmaceutical executive, Octobre 2006

- ROBINS, ANN, « Making Europe's pharma industry competitive », Managing Intellectual Property, Novembre 2002
- VALVERDE José Luis, « The European Union's policy on medicinal products », Pharmaceuticals Policy and Law 8, 2005, 2006

Etudes

- « Pharmaceuticals in Europe », Datamonitor, Industry Profile, December 2006
- « Les perspectives du marché des médicaments génériques en France à l'horizon 2010 », Etude Eurostaf, Volume 1, Analyses et conclusions, Collection Perspectives stratégiques et financières, septembre 2006
- « Industrie pharmaceutique, Synthèse Paneuropéenne », FXI International Market Analysis, Juin 2006
- « Les enjeux de l'industrie du médicament pour l'économie française », Etude LEEM, Avril 2005

Revues

- « L'industrie pharmaceutique met la main à la poche », Flash Magazine, Boehringer Ingelheim, n°90
- « Les trois prochaines années seront noires pour la pharma », Le Quotidien du Médecin, 25 janvier 2007

Textes officiels

- Rapport de l'Académie Nationale de Médecine « L'industrie du médicament, un enjeu stratégique national », Louis HOLLENDER, 6 avril 2006
- Rapport du Sénat (n°30 - Session ordinaire de 2004-2005), fait au nom de la commission des Affaires économiques et du Plan sur le projet de loi relatif à la protection des inventions biotechnologiques, Par le Sénateur Jean BIZET
- Communication de la Commission au Conseil, au Parlement européen, Comité économique et social européen et au Comité des régions, « Renforcer l'industrie pharmaceutique européenne dans l'intérêt des patients – Propositions d'actions » COM (2003) 383, 1er juillet 2003

Autre

- Rapport de Stage 2006 Emmanuelle GRUZON

ANNEXES

Chapitre A :
Fiches Bibliographiques et bibliométriques de Mémoire « M2 »

Formulaire « fiche bibliographique et bibliométrique[194] » Mémoire « M2 », orientation « recherche »	1

Titre complet (en V.O) :
Le grand secret de l'industrie pharmaceutique

Titre traduit (en V.F) :
Le grand secret de l'industrie pharmaceutique

Date de parution :	2004	
Type de source	Livre	
Langue d'expression	Française	
Auteur (nom, nationalité, éléments de situation et de crédibilité scientifiques) : Philippe Pignarre, Français, directeur de la maison d'édition « Les Empêcheurs de penser en rond », chargé de cours sur les psychotropes à l'université de Paris-VIII, a travaillé pendant dix-sept ans dans l'industrie pharmaceutique.		
Editeur	Editions La Découverte / Poche	
Volume total (nombre de pages de l'ouvrage) :		193 pages
Partie(s) sélectionnée(s) pour le mémoire (pages, chapitre(s), …) :	Chapitres 2, 3, 4, 6, 7, 10, 11, Conclusion, Postface à l'édition 2004	
Discipline scientifique de référence :		
Mots-clés : Industrie pharmaceutique, puissance, déclin, remèdes, génériques, brevets, Innovation.		
Chiffres-clés pour le mémoire : nombre moyen de nouveaux médicaments mis sur le marché par chaque grand groupe est passé de 12,3 sur la période 1991-1995 à 7,2 sur la période 1996-2000 (p35) ; 1975 = début du déclin de l'industrie pharmaceutique (p37) ; 1975 = innovation en plein recul (p131).		
Moyen d'obtention : recherche personnelle, recommandation d'un enseignant, … :	Recherche personnelle	
Lieu de disponibilité : médiathèque-RMS, …	Achat	

---

[194] L'étudiant renseignera autant de fiches que d'ouvrages (10 minimum) ou d'articles (20 minimum) étudiés et sélectionnés

Vos critères de sélection pour votre mémoire :
Il s'agit d'un des livres piliers concernant l'industrie pharmaceutique.

Abstract (rédaction obligatoire et en français) :
(il est possible d'inclure dans l'abstract des « citations fortes et significatives vis-à-vis du mémoire »)

Au nord comme au sud de la planète, l'industrie pharmaceutique n'a pas bonne presse et semble avoir réussi à gâcher le capital de sympathie que lui avaient valu ses grandes découvertes des années 1960 et 1970. Ainsi, l'opinion publique a été choquée quand elle a appris que les plus grands laboratoires pharmaceutiques mondiaux attaquaient en justice le gouvernement d'Afrique du Sud qui voulait fabriquer et importer des médicaments génériques pour soigner les malades du sida.

Et dans beaucoup de pays, les mêmes laboratoires ont réussi jusqu'à présent, de mille manières, à freiner le recours aux génériques, médicaments bon marché qui aideraient pourtant à réduire le « trou de la Sécu ».

En rappelant ces dérives, Philippe Pignarre, qui a travaillé dix-sept ans dans l'industrie pharmaceutique, explique comment les industriels du médicament en sont arrivés là. Et comment ils tentent de convaincre les gouvernements du caractère inéluctable de cette dérive. Surtout, il s'interroge sur les causes de ce scandale. L'industrie pharmaceutique serait-elle dirigée par des hommes assoiffés de profits et d'abord soucieux de «marchandiser» cyniquement la souffrance humaine ?

Cette explication est trop simple et, surtout, elle ne correspond pas à la réalité. L'enquête minutieuse menée par l'auteur montre que l'industrie pharmaceutique a changé pour des raisons beaucoup plus profondes : elle cache un secret qui menace son existence même. L'objectif principal de ce livre est de dévoiler ce secret et de proposer des moyens d'agir pour inverser le cours actuel.

Cotation d'intérêt général pour votre mémoire (1 = très int. 2 = int. ; 3 = moyennement int. ; 4 = sans intérêt)	2
Cotation d'intérêt général pour votre 1ère hypothèse	4
Cotation d'intérêt général pour votre 2ème hypothèse	4

Formulaire « fiche bibliographique et bibliométrique[195] » Mémoire « M2 », orientation « recherche »	2

Titre complet (en V.O) :   L'industrie pharmaceutique en mutation

Titre traduit (en V.F) :   L'industrie pharmaceutique en mutation

Date de parution :	2002
Type de source	Livre
Langue d'expression	Français

Auteur (nom, nationalité, éléments de situation et de crédibilité scientifiques) : Arielle Moreau (chargée d'études au SESSI – service des études et des statistiques industrielles – de la DiGITIP – direction générale de l'Industrie, des Technologies de l'information et des Postes, ministère de l'Economie, des Finances et de l'Industrie), Sophie Rémont (responsable de la Division Pharmacie, DiGITIP), Nelly Weinmann (chargée de mission à l'observatoire des stratégies industrielles, DiGITIP).	
Editeur	La documentation Française
Volume total (nombre de pages de l'ouvrage) :	159 pages
Partie(s) sélectionnée(s) pour le mémoire (pages, chapitre(s), …) :	Chapitres 1, 2, 3, 5
Discipline scientifique de référence :	

Mots-clés : Industrie pharmaceutique, réglementation, brevets, concurrence, prix, mutation, concentration, production, régulation, perspectives, enjeux, compétitivité

---

[195] L'étudiant renseignera autant de fiches que d'ouvrages (10 minimum) ou d'articles (20 minimum) étudiés et sélectionnés

Chiffres-clés pour le mémoire : Secteur de la santé représente 9,5% du PIB → France = 4ème rang mondial derrière les USA (12,9%), les Suisse (10,4%), l'Allemagne (10,3%) (p15) ; industrie pharmaceutique = un de secteurs les plus dynamiques : croissance du CA de 6,4% par an depuis 1990, et près de 8% par an depuis 1995 (p59) ; les investissements en R&D ont été multipliés par 2 en Europe entre 1990-1999 vs multipliés par 3,5 aux USA (p145) ; en 1990, les principaux laboratoires européens dépensaient 73% de leur R&D internaionale sur le territoire européen vs 1999 : plus que 59% (p145).

Moyen d'obtention : recherche personnelle, recommandation d'un enseignant, ... :	Recherche personnelle
Lieu de disponibilité : médiathèque-RMS, ...	Achat
Vos critères de sélection pour votre mémoire : Il s'agit également d'un des livres piliers concernant l'industrie pharmaceutique.	

Abstract (rédaction obligatoire et en français) :
(il est possible d'inclure dans l'abstract des « citations fortes et significatives vis-à-vis du mémoire »)

Irruption des biotechnologies, nouvelles controverses sur les brevets des médicaments, avalanche de fusions dans les grands groupes : l'industrie pharmaceutique est en pleine mutation. A quelles logiques ces mouvements obéissent-ils ?

L'industrie pharmaceutique est l'objet d'attentes contradictoires.

D'une part, elle doit satisfaire des consommateurs de plus en plus soucieux de leur santé et de leur bien-être et, pour cela, leur offrir des produits de plus en plus sophistiqués, diversifiés et sûrs.

Mais d'autre part, elle subit la pression de pouvoirs publics responsables des conditions de soin et désireux de contenir des dépenses de santé. Enfin, pour maintenir son rang dans la course mondiale, chaque producteur doit pouvoir financer une recherche de plus en plus coûteuse dans un contexte scientifique en mutation.

D'où un mouvement mondial de concentration qui bouleverse le marché.

Tels sont les enjeux que les auteurs de cet ouvrage, clair et riche de nombreuses données, s'attachent à relater et à mettre en perspective.

Cotation d'intérêt général pour votre mémoire (1 = très int. 2 = int. ; 3 = moyennement int. ; 4 = sans intérêt)	1
Cotation d'intérêt général pour votre 1ère hypothèse	2
Cotation d'intérêt général pour votre 2ème hypothèse	3

Formulaire « fiche bibliographique et bibliométrique[196] » Mémoire « M2 », orientation « recherche »	3

Titre complet (en V.O) :
L'Europe du médicament

Titre traduit (en V.F) :
L'Europe du médicament

Date de parution :	2006	
Type de source	Livre	
Langue d'expression	Française	
Auteur (nom, nationalité, éléments de situation et de crédibilité scientifiques) : Boris Hauray est post-doctorant CNRS au Centre d'études et de recherches administratives, politiques et sociales (CERAPS-CNRS/Université de Lille 2). Ses travaux portent sur la formation d'un espace politique européen et les politiques du vivant.		
Editeur	SCIENCES PO LES PRESSES	
Volume total (nombre de pages de l'ouvrage) :	368 pages	
Partie(s) sélectionnée(s) pour le mémoire (pages, chapitre(s), …) :	Introduction, Chapitres 1, 2	
Discipline scientifique de référence : Politique –Expertise – Intérêts privés		
Mots-clés : Europe du médicament, régulation européenne du médicament, évaluation européenne, enjeux, CSP, EMEA, politiques communautaires, intérêts privés		
Chiffres-clés pour le mémoire :		
Moyen d'obtention : recherche personnelle, recommandation d'un enseignant, … :	Recherche personnelle	
Lieu de disponibilité : médiathèque-RMS, …	Achat	

---

[196] L'étudiant renseignera autant de fiches que d'ouvrages (10 minimum) ou d'articles (20 minimum) étudiés et sélectionnés

Vos critères de sélection pour votre mémoire :
Il traite le sujet de l'Europe du médicament : création, causes, développement, enjeux.

Abstract (rédaction obligatoire et en français) :
(il est possible d'inclure dans l'abstract des « citations fortes et significatives vis-à-vis du mémoire »)
Les médicaments jouent un rôle central dans la santé des populations et sont au cœur d'un secteur industriel puissant. Ils ont aussi responsables de milliers s'accidents chaque année, à l'origine de scandales qui reposent périodiquement les mêmes interrogations : qui évalue les médicaments ? Comment et pourquoi un médicament est-il jugé acceptable ? Les laboratoires pharmaceutiques sont-ils assez contrôlés ? Toutes ces questions doivent être aujourd'hui examinées à l'échelle européenne. En effet, malgré les intérêts nationaux et les écarts de pratiques entre pays, l'Union européenne s'est progressivement imposée comme un cadre normatif et stratégique essentiel, et après plus de trente années d'efforts, une Agence européenne des médicaments, qui coordonne le travail des autorités nationales, a été instituée. L'auteur a étudié l'histoire et le fonctionnement des régulations sanitaires du médicament en France, en Allemagne, au Royaume-Uni et au niveau communautaire. Il s'interroge sur les liens entre industriels et autorités publiques, et sur les conditions d'élaboration de décisions politiques sur la base d'une expertise scientifique. Il propose aussi, au-delà du cas des médicaments, une explication sociologique des mécanismes de l'institutionnalisation de l'Europe et une analyse des transformations politiques qui lui sont inhérentes.

Cotation d'intérêt général pour votre mémoire (1 = très int. 2 = int. ; 3 = moyennement int. ; 4 = sans intérêt)	1
Cotation d'intérêt général pour votre 1ère hypothèse	1
Cotation d'intérêt général pour votre 2ème hypothèse	3

Formulaire « fiche bibliographique et bibliométrique[197] » Mémoire « M2 », orientation « recherche »	4

Titre complet (en V.O) :
Décision et évaluation médico-économique du médicament en Europe

Titre traduit (en V.F) :
Décision et évaluation médico-économique du médicament en Europe

Date de parution :	Février 2004
Type de source	Livre
Langue d'expression	Française, anglaise

Auteur (nom, nationalité, éléments de situation et de crédibilité scientifiques) :
Ouvrage collectif coordonné par Jean-Noël Bail, Laboratoire GlaxoSmithKLine, Marly-le-Roi, avec la participation de : Annie Chicoye, Gérard Viens, Rons Akehurst, Marie-Danièle Campion, Abdelkader El Hasnoui, Philippe Godard, Panos Kanavos, Pierre-Jean Lancry, Claude Le Pen, Jean-Pierre Lépine, Dominique Limet, Christel Nourissier, Daniel Piperno, Gérard de Pouvourville, Josephine Wood.

Editeur	John Libbey Eurotext
Volume total (nombre de pages de l'ouvrage) :	107 pages
Partie(s) sélectionnée(s) pour le mémoire (pages, chapitre(s), …) :	p 73 à 81

Discipline scientifique de référence :
Comité scientifique des Journées d'Economie de la Santé

Mots-clés : Evaluation médico-économique européenne, enjeux, innovation, G10, recommandations, évaluation économique des médicaments

Chiffres-clés pour le mémoire :

Moyen d'obtention : recherche personnelle, recommandation d'un enseignant, … :	Recherche personnelle

---

[197] L'étudiant renseignera autant de fiches que d'ouvrages (10 minimum) ou d'articles (20 minimum) étudiés et sélectionnés

Lieu de disponibilité : médiathèque-RMS, ...	Achat

Vos critères de sélection pour votre mémoire :
Il s'agit d'un ouvrage relatant ce qui s'est passé et ce qui a été dit lors de la 4ème journée d'Economie de la Santé : discussions sur le sujet, avis différents et points de vue de professionnels

Abstract (rédaction obligatoire et en français) :
(il est possible d'inclure dans l'abstract des « citations fortes et significatives vis-à-vis du mémoire »)
La thématique de la 4ème journée d'économie de la santé du Laboratoire GlaxoSmithKline (GSK) porte sur les pratiques de l'évaluation médico-économique dans quelques pays européens et en Grande-Bretagne et la place des études économiques en France, illustré par des exemples d'études européennes ; telles que : l'Etude ESEMeD, l'Etude AIRE, et l'Etude Confronting COPD.
La question se pose de savoir, s'il ne serait pas plus judicieux d'établir des normes communes d'évaluation médico-économiques européenne. Question qui sera posé aux intervenants pressentis pour la Table ronde, donnant ainsi le point de vue de l'industrie, des autorités, de l'acheteur, des patients et d'un économiste.
En conclusion, une harmonisation mise en œuvre sur le plans européen avec une implantation des corps d'évaluateurs localement institués, permettrait la création d'une doctrine européenne et la prise en compte du contexte et des critères spécifiques de chaque pays quant à la stratégie de prix et la régulation des prix au plan européen.
Au-delà de l'évaluation même du médicament, c'est l'évaluation du système de santé qui est souvent en cause, tant que les systèmes seront cloisonnés, il sera difficile d'évaluer la véritable valeur ajoutée économique de nos médicaments.

Cotation d'intérêt général pour votre mémoire (1 = très int. 2 = int. ; 3 = moyennement int. ; 4 = sans intérêt)	3
Cotation d'intérêt général pour votre 1ère hypothèse	3
Cotation d'intérêt général pour votre 2ème hypothèse	4

Formulaire « fiche bibliographique et bibliométrique[198] » Mémoire « M2 », orientation « recherche »	5

Titre complet (en V.O) : Les perspectives du marché des médicaments génériques en France à l'horizon 2010 Volume 1 – Analyse et conclusions		
Titre traduit (en V.F) : Les perspectives du marché des médicaments génériques en France à l'horizon 2010 Volume 1 – Analyse et conclusions		
Date de parution :	2006	
Type de source	Livre	
Langue d'expression	française	
Auteur (nom, nationalité, éléments de situation et de crédibilité scientifiques) : Eurostaf – Etude – Conseil – Expertise sectorielle		
Editeur	Collection Perpectives stratégies et financières	
Volume total (nombre de pages de l'ouvrage) :	148 pages	
Partie(s) sélectionnée(s) pour le mémoire (pages, chapitre(s), …) :	Première (p9-84) et Troisième (p131-144) parties	
Discipline scientifique de référence : Etude de marché		
Mots-clés : génériques, perspectives, croissance, TFR, mesures de la LFSS 2006, réglementation		
Chiffres-clés pour le mémoire : tombé de spécialités dans le domaine public : en 2006 = une quinzaine, en 2007 = une dizaine et en 2008 = une dizaine (p28) ; prévision de croissance du marché des médicaments généricables de 5,4 milliards d'euros entre 2005 et 2010 (p29) ; perspectives de croissance du marché officinal des génériques devrait stagner en 2006-07-08 et augmenter de 5 à 6% en 2009-20		

---

[198] L'étudiant renseignera autant de fiches que d'ouvrages (10 minimum) ou d'articles (20 minimum) étudiés et sélectionnés

Moyen d'obtention : recherche personnelle, recommandation d'un enseignant, ... :	
Lieu de disponibilité : médiathèque-RMS, ...	

Vos critères de sélection pour votre mémoire :
Etude de marché réalisée par une grande société d'étude du secteur : Eurostaf, et qui porte sur un des sujets de ma troisième partie de mémoire

Abstract (rédaction obligatoire et en français) :
(il est possible d'inclure dans l'abstract des « citations fortes et significatives vis-à-vis du mémoire »)

Cette étude analyse en première partie les mutations du marché des médicaments génériques en France, la question se pose de savoir si la mise en place en 2005 d'un nouvel environnement réglementaire a incité au développement de ce marché et quels sont les facteurs clés de succès sur le secteur des génériques. La deuxième partie explicite la politique de diversification mené par la quasi-totalité des laboratoires de génériques, dont la gestion des portefeuilles d'activités et les politiques de gamme, les stratégies marketing des laboratoires de génériques en médecine de ville et les politiques industrielles des laboratoires de génériques.

La troisième partie, permet la synthèse et la conclusion sur les perspectives de croissance du marché et de reconfiguration du secteur des génériques à l'horizon de 2010.

Cotation d'intérêt général pour votre mémoire (1 = très int. 2 = int. ; 3 = moyennement int. ; 4 = sans intérêt)	2
Cotation d'intérêt général pour votre 1ère hypothèse	4
Cotation d'intérêt général pour votre 2ème hypothèse	2

Formulaire « fiche bibliographique et bibliométrique[199] » Mémoire « M2 », orientation « recherche »	6

Titre complet (en V.O) :
L'industrie pharmaceutique

Titre traduit (en V.F) :
L'industrie pharmaceutique

Date de parution :	Janvier 1998	
Type de source	Livre	
Langue d'expression	française	
Auteur (nom, nationalité, éléments de situation et de crédibilité scientifiques) : Jean-Paul Juès		
Editeur	Que sais-je ?	
Volume total (nombre de pages de l'ouvrage) :		128 pages
Partie(s) sélectionnée(s) pour le mémoire (pages, chapitre(s), …) :		Chapitres 2, 3, 5, 7, 9, Conclusion
Discipline scientifique de référence : Economie – Finance – Fiscalité – Histoire de faits économiques		
Mots-clés : Industrie pharmaceutique, histoire, réglementation, AMM, distribution, marketing pharmaceutique, prix, remboursement, brevets, enjeux, Europe du médicament		
Chiffres-clés pour le mémoire : il existe une cinquantaine de BlockBusters sur le marché pharmaceutique, avec un « Top Ten » composé d'environ 6 médicaments américains		

Moyen d'obtention : recherche personnelle, recommandation d'un enseignant, … :	Recherche personnelle
Lieu de disponibilité : médiathèque-RMS, …	Achat

---

[199] L'étudiant renseignera autant de fiches que d'ouvrages (10 minimum) ou d'articles (20 minimum) étudiés et sélectionnés

Vos critères de sélection pour votre mémoire :
Explications détaillées du fonctionnement du secteur

Abstract (rédaction obligatoire et en français) :
(il est possible d'inclure dans l'abstract des « citations fortes et significatives vis-à-vis du mémoire »)
Cet ouvrage résume le fonctionnement de l'industrie pharmaceutique. Il met de plus l'accent sur le fait que l'industrie pharmaceutique se situe au carrefour de contraintes économiques, de problèmes humains et d'exigences éthiques.

Cotation d'intérêt général pour votre mémoire (1 = très int. 2 = int. ; 3 = moyennement int. ; 4 = sans intérêt)	2
Cotation d'intérêt général pour votre 1ère hypothèse	4
Cotation d'intérêt général pour votre 2ème hypothèse	2

Chapitre B :
Annexes divers

Annexe 1 :

Les prévisions 2006-2010 pour le marché pharmaceutique européen[200]

Table 5:	Europe Pharmaceuticals Market Value Forecast: $ billion, 2006-2011		
Year	$ billion	€ billion	% Growth
2006	155.5	125.1	3.00%
2007	161.5	129.9	3.80%
2008	167.7	134.9	3.80%
2009	174.1	140.0	3.80%
2010	180.6	145.3	3.80%
2011	187.4	150.8	3.70%
CAGR, 2006-2011:			3.8%
Source: Datamonitor			DATAMONITOR

Annexe 2 :

Production de médicament dans les premiers pays producteurs européens (2004)[201]

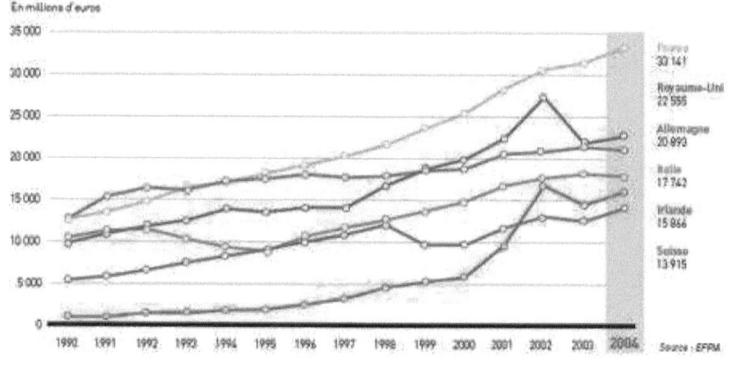

---

[200] « Pharmaceuticals in Europe », Datamonitor, Industry Profile, December 2006, p16-17
[201] http://www.leem.org/htm/themes/article.asp?id_article=394

Annexe 3 :

Cycle économique du médicament

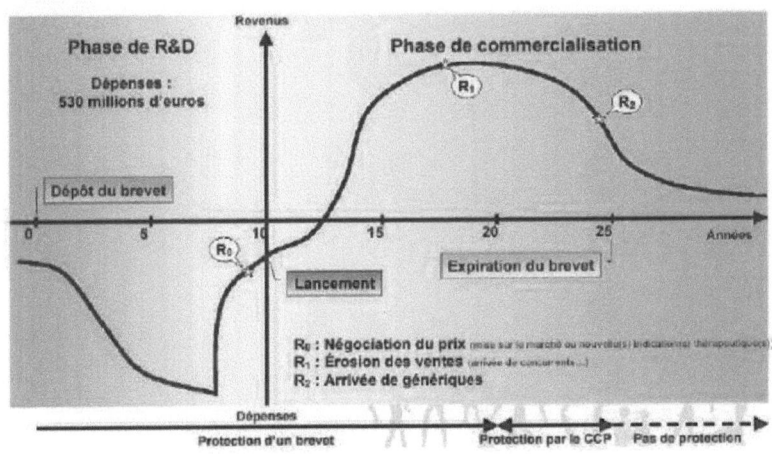

Source : LEEM, 2003

Annexe 4 :

Le commerce parallèle au sein du marché européen
(en % du marché domestique et en millions d'euros, chiffres 2004) [202]

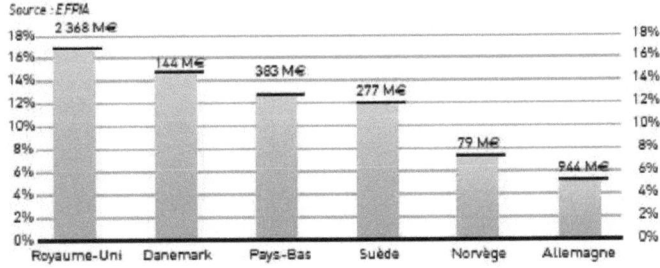

---

[202] http://www.leem.org/htm/themes/article.asp?id_sous_rubrique=106&id_article=432

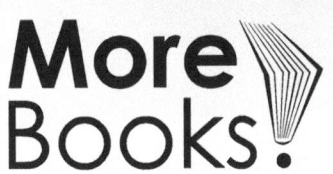

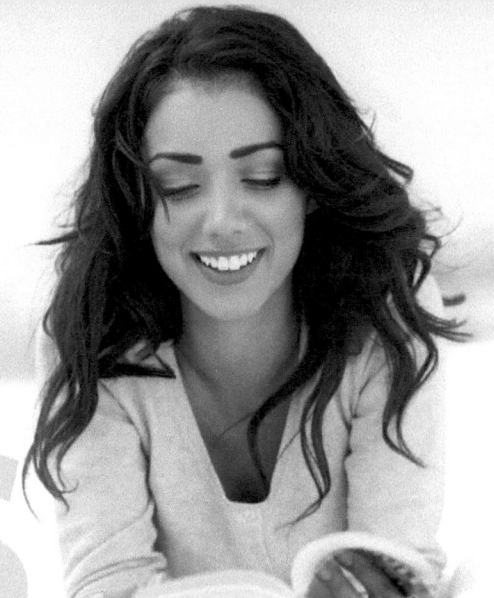

Oui, je veux morebooks!

i want morebooks!

Buy your books fast and straightforward online - at one of world's fastest growing online book stores! Environmentally sound due to Print-on-Demand technologies.

Buy your books online at

www.get-morebooks.com

Achetez vos livres en ligne, vite et bien, sur l'une des librairies en ligne les plus performantes au monde!
En protégeant nos ressources et notre environnement grâce à l'impression à la demande.

La librairie en ligne pour acheter plus vite

www.morebooks.fr

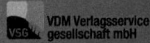 VDM Verlagsservicegesellschaft mbH
Heinrich-Böcking-Str. 6-8   Telefon: +49 681 3720 174   info@vdm-vsg.de
D - 66121 Saarbrücken   Telefax: +49 681 3720 1749 www.vdm-vsg.de

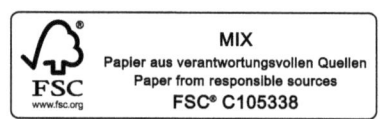

Printed by Books on Demand GmbH, Norderstedt / Germany